抗老化

你需要大重量訓練

何立安

怪獸訓練總教練何立安以科學化的訓練，
幫助你提升肌力、骨質、神經系統，逆轉老化

獻詞

感謝我所有的家人、同事、朋友和學生，
尤其感謝我的爸媽，我的太太和我的三個小孩，
這段人生經驗，實在太精彩！

當我們為人父母，看著自己的孩子蹣跚學步，
而我們在一旁細心呵護，
這可能是我們一輩子第一次懂得父母當年養育我們有多辛苦——
爸媽逐漸蒼老的身影，
曾經是我們小時候最堅強的後盾，最可靠的支柱，和最溫暖的懷抱。

陪自己爸媽的訓練，是人生中最滿足的經驗之一。
當年，他們陪著我從跌跌撞撞中學會走路，
現在，我可以幫他們對抗老化，鍛鍊出一輩子穩健的腳步，
我從來沒有想過，可以如此直接的報答他們當年陪我學走路的辛苦。

如今我將我們的經驗獻給大家，
希望能夠讓更多人陪著長輩開始做大重量訓練，
用最科學的方式孝順爸媽，
讓他們一輩子健康強壯。

立安，2020 年五月

Contents

作者序 | 站在典範轉移前的十字路口 | 7

01 新訓練時代
科學化肌力及體能訓練對一般大眾的效益 | 13

02 清晰而迫切的危機
高齡化及少子化的危機與對策 | 39

03 典範轉移的前夕
上個世代的運動健身模型為何失敗 | 51

04 無可取代的最大肌力
肌力訓練中最重要的訓練目標 | 85

05 關鍵閾值
肌力訓練的最低有效強度區觀念 | 93

人體自然動作原理

如何在安全的情況下接受高強度訓練　105

訓練處方

如何調配訓練強度、訓練量及訓練模式　127

量身定做

中老年人的訓練方法及注意事項　141

能量系統

中老年人的體能訓練　297

強壯老人

肌力訓練的未來展望　309

站在典範轉移前的十字路口

　　人類的生活型態，在過去兩百年間有了劇烈的轉變──從需要大量體力的生活型態，逐漸轉為便利的數位時代。在這個過程裡，因為醫療的普及，使得人的壽命大幅度的延長；各種便利的發明，也同時讓日常生活的體力需求大幅下降。但是，千百年的演化所形塑的人體，並未準備好面對這樣的轉變。因此，現代人類面臨了一個詭異的挑戰。便利的生活型態使人因為缺乏身體活動而提前開始退化，而因為醫療發達而造成的長壽，也使得退化的時間跟著延長。試想，當一個人在二十五歲時達到體能的巔峰，接著就會開始逐步下滑，如果此人活到了七十五歲，這會是一個長達五十年的退化過程，而整個退化的時間，比歷史上許多年代裡人類的平均壽命還要長，這是前所未見的。

　　過去人類對於健康的理解，通常集中在醫療領域。醫療領域

的研究方向，大多與如何因應損傷和疾病有關，健康也常被定義為無傷無病的「正常」狀態。當人體發生了異常的狀況，醫療系統是最常見的求助對象。醫療這個領域的特性，是在問題發生了之後進行介入和修復，醫療的專業也就在於幫助人從發生問題的狀態回到正常，這是一種亡羊補牢的思維。因此，當大量失能老人出現的時候，大家也難免依循著醫療的思維去思考問題，而想到的方法，就是建立一個長期照護的系統，讓「已經失能」的老年人得到照顧。

對於有失能老人的家庭來說，照護的醫療成本和心力經常是一個沉重的負擔，因此由政府輔導甚至介入的長照系統自然有其必要。但是，當我們退化年齡提早、平均壽命延長，跟另外一件在台灣發生的大事湊在一起考慮，就會發現事態嚴重，這件事就是少子化。長照系統要能夠長期存續，必須要有青壯人口強力的支援，這種支援可以是稅賦的負擔，也可以是直接的人力投入。但是，面對為數眾多失能卻長壽的老人，人力單薄的青壯人口會承受無比沉重的壓力，醫療資源可能會越來越吃緊，社會的經濟結構很可能就此產生巨大的改變。

面對這樣的問題，各領域的專家自然有他們的專業看法，包括歡迎外來人口的移入，或是更先進的醫療保險設計等等，多管齊下的協助解決問題。不過，**身為體育人的我們，也有一些建言**

可以供大家參考，那就是在長照之前，先提供「常訓」的系統給社會大眾，換句話說，讓我們從問題的源頭著手，在問題發生之前就進行介入，用最先進的運動科學來避免或控制失能這件事，而在這方面，我們有相當的信心可以做到。

用運動科學反擊命運

運動科學是一個年輕的科學，但在過去的半世紀有了重大的斬獲。運動科學最初是為了幫助運動員破紀錄的一門學問，從生理學、心理學、力學等科學的角度出發，協助尋找增強人體運動表現的各種手段。這樣的一門技術，本來只受到運動圈的重視，大家致力於發現各種可以提高運動表現的手段，以獲取運動場上的佳績。但是在研發各種開發人體潛能的過程中，人們發現一個驚人的現象，就是原來人體的能力在「正常值」以上，居然有一個巨大的進步空間。從許多運動員的運動生涯中觀察到，運動員透過長期的訓練之後，不但技術越來越高超，「身體素質」也會越來越強。這個現象受到運動員和教練及運動科學家的重視，在經過數十年的嘗試和研究之後，一個去蕪存菁的過程已經被我們的上一代人完成，如今競技運動科學已經成為一個成熟且可以應用的科學，對於大多數的問題，都已經有清晰而簡單的運動處方可以解決。

更重要的一件事是，許多提升人體素質的手段，不但對優秀運動員有效，對一般人也有效，這應該算是二十一世紀的一項偉大發現。因為從此以後，**身強體壯不再是先天的幸運，而是可以透過後天的努力來獲得，訓練科學已成為人類少數可以反擊命運的手段。**從另外一個角度來看，雖然許多人不認為自己是運動員，但是老化這場競賽，卻在人人出生時就都已經被強迫報名參加，不及早準備，勢必會輸得一敗塗地。

運動科學在抗老化方面的應用價值已經非常清晰，我們可以從幾個已經確認的生理機制來清楚地解釋這件事情。人體在老化的過程當中，看似是一個百病叢生，兵敗如山倒的過程，實際上其實是從幾個關鍵的因素開始退化，其中與生活品質和自理能力最有關的，是肌肉、骨質和神經系統的退化。肌肉的流失使得代謝降低、力量減弱，骨質的流失讓身體結構變得搖搖欲墜，脆弱易碎，而神經系統功能的減退，讓人逐漸開始失去對肌肉力量的掌控，進而造成姿勢、步態和精細動作等身體功能的嚴重退化。這樣的現象發生之後，日常生活的行動能力開始減退，也會不自覺的大幅減低身體活動量。而身體活動量降低，接著而來的可能就是各種慢性病和身體機能的衰退，一個越來越嚴重的惡性循環就此展開。

從對現實世界的觀察，我們就會發現，除了少數的特例之外，

當同樣的疾病侵襲一群人的時候，強壯的人比較有抵抗力。而所謂的強壯，就是肌肉發達、骨質堅硬而且身手靈便的身體狀態。在過去，我們會認為身強體壯是一種先天的條件，如今雖然我們仍然不能否認基因對人體產生的巨大影響，但是單就肌肉、骨質和神經系統這三方面，我們已經可以有效地從後天加強。**運動科學發現，肌肉、骨質和神經系統都對「壓力」起反應，也就是說，透過有計畫的、漸進式超負荷的壓力刺激，肌肉的質量會提高，骨質的密度會提高，神經系統的效率也會提高**，而針對人體施予的漸進式超負荷壓力刺激，其實就是競技運動領域行之有年的「重量訓練」。

　　重量訓練在人類社會存在已久，通常都被用於軍事或競技領域，而且在缺乏整合和驗證的情形下，通常流於鄉野傳奇或一偏之見。但是在過去半世紀裡，運動科學家透過科學的方法探索並驗證各種訓練手段，如今已經將重量訓練研究到「劑量反應關係」的等級，變成一種有清楚的訓練處方的系統，面對怎樣的問題，需要多高的劑量，需要多強的刺激，以及需要怎樣形式的介入，都已經有了足以廣泛應用的準則了。有了這樣的技術，面對提早衰老、壽命延長、高齡化少子化的台灣社會，其實比長照更好的方式是提早使用「常訓」系統，讓所有人分享運動科學豐碩的果實，在衰老發生之前，先透過訓練的方式讓身體變強壯，讓訓練變成一種生活型態，使人長期而規律的接受壓力刺激，用強健的

肌肉、骨質和神經系統守住防線，抵抗退化的發生。

生活型態的典範轉移

長壽不應該是一個危機，長壽應該是一件幸福的事情，失能、退化和衰老才是危機，透過科學化的訓練，中老年人不但不需要成為依賴人口，還可以積極的尋找再次投入生命的機會，發揮創造力和生產力，追求史上未見的幸福。而這種讓規律的訓練融入生活，成為日常的一部分的生活型態，就是我所謂「人類生活型態的典範轉移」。

典範轉移是人類生活中的進步過程，但是通常會遭遇極大的阻力和令人心灰意冷的嘲諷，且目前坊間充斥著各種健身文化，許多都帶有濃厚的時尚色彩，精彩有餘，技術性卻嫌不足，以至於社會大眾對於健身防老的觀念尚未建立就先充滿誤解。本書將試圖解釋到底我們現在面臨的是怎樣的難題，以及怎樣的訓練才是真正有效的抗老化訓練，年輕時期該如何有效的為老化做準備，期望這本書可以幫更多的人開啟人生的另一扇窗，藉由訓練來改變自己的命運，追求人生的幸福。

新訓練時代

科學化肌力及體能訓練
對一般大眾的效益

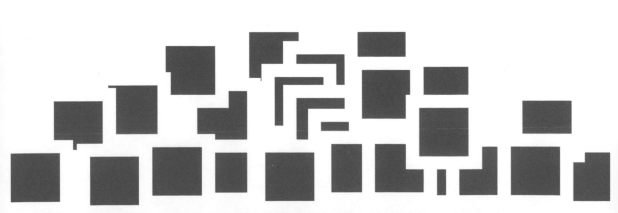

科學化訓練

　　身為現代人，我們有很多幸福的地方——最先進的科技文明，最精緻的娛樂，最完善的醫療設備，和最長的平均壽命。但很多人不知道的是，我們今日所擁有的運動訓練方式，很可能也是史上最好的。

　　在過去半個世紀以來，競技運動的先進國家為了產出更優秀的運動員，為了刷新更多世界紀錄，無不致力於尋找天賦優異的精英運動員。但是當天賦優異的運動員齊聚一堂互相較量的時候，後天的訓練突然間變得十分重要。因為在一群先天條件一樣好的運動員裡，誰可以藉由後天訓練的手段提高表現，誰就更有能力奪標出線。因此，一個追尋人體潛力開發的漫長旅程就此展開。或許你會說，人類用各種方式鍛鍊身體的現象，早就存在人類歷史的各個階段，這又不是第一天發生的事情。的確，人類對於身

體鍛鍊這件事情一直都很著迷，遠古時代就有各種稀奇古怪的鍛鍊方式，而且，由於年代久遠，文字記載流傳不易，因此有許多人寧可相信古人掌握了優於現代百倍的武功祕笈，而不願相信現代人在訓練學方面的進展。

但是，如果我們拉回現實，就會發現在古代要發生這種事情，要比現代要難得多。遠古時期的交通不易，散居各地的高手很難齊聚一堂互相較量，因此許多被傳頌的超人體能事蹟都缺乏客觀比較。更簡單講，一個人很可能只要比全村的人都強壯一些些，就可以主宰以原始暴力建構的社會階級，也就可能被說故事的人奉若神明。現代世界裡，因為交通發達，距離的阻隔不再那麼難克服，因此一個人若在他的家鄉有體力過人的表現，就可能被選拔出來，循著地區性、全國性和世界性比賽的階層一路比上來。在這個過程裡，隨著比賽層級越高，競爭越激烈，單靠天賦異秉很難走得遠，因此，訓練的重要性就越來越明顯。

資訊時代的來臨也讓運動成績的紀錄和分析越來越精準，運動表現從古代的口說為憑、眼見為憑，逐漸進步到需要以客觀標準和環境控制為前提的科學測量。網路的普及也讓各種人體能力的最佳表現成績直接公諸於世，各種影像記錄和文字傳播，讓原本只要路途遙遠就可能被阻隔的資訊和畫面可以變得無遠弗屆。在這樣的時空背景裡，一套訓練方法的有效或無效，會得到立即

的檢視，而這也正是運動科學家、教練和選手最關切的問題。隨著競技運動領域的競爭日益激烈，運動專業人員從半世紀以前開始大量累積的運動科學知識和技術，經過時間的累積和科技的驗證，成為我們今天所看到精彩絕倫的運動世界。

健康與正常的定義

而這些跟一般大眾有什麼關係呢？其實在過去幾十年來，隨著運動科技的進步，在有意或無意之間，人們開始發現，**從精英運動員身上發現的某些訓練法則，拿到一般人身上似乎也會有效果**。先前提到，優秀的運動能力一直被認為是天賦異稟的運動員的專利，但是除去天賦之外，後天可以用來提升運動表現的手段，卻不是只對精英運動員的身體起作用。在認知到這一點之前，許多人認為一般人體的最佳狀態，就是沒傷沒病沒痛的「健康」狀態，這不能怪大家這麼想，因為過去人類對人體的認識和理解，絕大多數來自醫學領域的研究和經驗，而醫學領域主要是在處理受傷、生病、退化或變異的人體，**醫療的目的通常是希望幫助有這些狀況的人體「回歸正常」，因此，正常無病痛的身體狀態，儼然成為大多數人所認知的最佳人體狀態。**

但是，在不知道哪一個時刻，為了不知道的原因，有人不以運動競技為目標，卻也開始嘗試競技運動員的訓練。我們無從得

知這到底是怎麼開始，但是我們完全可以想像，第一個藉由大重量訓練讓自己變得異常強壯的「非運動員」有多雀躍，第一個藉由能量系統訓練讓自己心肺功能變強的「非運動員」有多麼歡喜。我們也可以想像這些人如何開始分享自己的經驗，讓其他人知道原來「每一個人」身上，帶有大量未開發的身體潛能。

先前提到過，高水準的競技運動員經常必須與那些天賦相當的對手競爭，因此「後天」可改變的身體素質成為比賽獲勝的關鍵。換言之，**運動科學的重要性，就在於發現一些人體後天可改變的身體素質，以及改變的方法**。有很多身體素質是無法輕易改變的，例如成年以後的身高、人體的肢段比例、皮膚的顏色、內臟器官的數量等等，這些東西幾乎沒有簡單的方法可以改變。也有一些比較不明顯的身體能力和條件也比較難改變，例如反應時間、快縮肌纖維和慢縮肌纖維的比例，以及某些關節的最大活動度等等。對於無法輕易改變或是目前科技上無法改變的身體素質，除了依賴有效的選材制度之外，大概不容易克服，而這也與絕大多數人的人生無關。比較重要的是，那些可以**用有系統的方式大幅改變的身體素質，而其中一個最重要的，就是「肌力」**。人的肌肉力量可以透過後天的訓練大幅改變，改變的程度遠超過於先天的自然差異，更具體來說，自幼體弱但後天訓練精良的人，很可能遠比先天強壯但從不鍛鍊的人還要強壯；在體型差異不大的情況下，有訓練的女性比無訓練的男性力氣還大的例子至今已經

多不勝數。因此，肌力訓練可以說是人類少數可以在後天反擊命運的途徑，先天不強壯沒關係，後天的訓練可以讓人變強。

為什麼肌力可以經由後天手段變強呢？這需要淺淺地談一點生理學。一個有力的動作，例如扛起瓦斯桶，推動拋錨的汽車，或是把搏鬥中的對手摔出去，靠的是人體的「肌肉」牽動「骨骼」的槓桿系統所完成的，而這必須由「神經系統」來支配。從上面的敘述可以看出，這個過程至少牽涉了三樣東西：肌肉、骨質、神經系統，而更重要的一件事，也就是過去運動科學已經清清楚楚發現、證實並且進入應用階段的事實是，這三樣東西，都會對「壓力」起反應，進而逐漸發生「向上適應」的現象。

向上適應的現象

什麼叫做對壓力起反應，進而產生向上適應呢？前面提到過，並不是什麼身體素質都會在成年之後繼續向上適應，身高在成年之後就會停滯，器官的數量在娘胎裡面就會底定，反應時間在搞清楚遊戲規則之後，大概也不會有太巨大的差異。但是，肌肉、骨質和神經系統卻不同，它們各自可以在「壓力刺激」下，逐漸向上適應，而且進步幅度非常巨大。

強化肌肉質量

　　肌肉在經歷對抗巨大外力的過程，除了會發生一定程度的疲勞和難以避免的細微損傷之外，其實也啟動了進步的機制，讓肌肉可以長得更強更好，這是人體對於環境的自然適應能力。當身體感受到外在壓力的威脅，為了避免這樣的威脅下次再對自己造成傷害，身體會想盡辦法讓自己更強，以便將來再次遇到相同的壓力時，可以不再受到威脅。這樣的過程透過荷爾蒙的作用以及養分的吸收過程，會促成明顯的肌肉生長現象。由於目前科學所知，人體的肌肉生長會在肌纖維數量不變的情況下增加肌肉質量，因此這現象也被稱為肌肥大現象（Hypertrophy）。當肌肥大現象發生時，肌肉的橫截面積會增加，從力學的角度來看，每單位面積的肌肉，就會有每單位的肌肉力量，橫截面積越大表示可以產生力量的潛力也變高。

強化骨質

　　骨骼雖然在外觀上的變化不明顯，但實際上也有巨大的反應，每次巨大的重量壓到人體時，骨骼都會遭遇到潛在的變形壓力，為了避免未來再次受到如此巨大壓力的威脅，骨骼會開始向上適應。因此，持續施予對骨骼的壓力，骨骼會逐漸提高密度和圍度，開始變得更堅固，也變得更粗壯。這也就是為什麼**舉重、健力等**

力量型項目的運動員，會在長期的訓練生涯裡，累積高於一般人的骨密度和強度。骨質的進退化從外觀上很難看出，必須使用醫療或研究儀器才能測定，而且大部分的測定方式都充滿了推估的過程，因此骨質往往是許多人忽略掉的訓練效益。骨質正常的時候很少人會去關切自己的骨密度高低，通常第一次關注這件事情，都是在體檢時發現有骨密度偏低（osteopenia）或骨質疏鬆症（osteoporosis）的時候，此時才驚覺這個問題已經無聲無息的發生。現代醫學和運動科學的研究已經證實肌力訓練對骨密度有正面的效果，用長期的肌力訓練來維持骨骼健康，是一個非常有希望的手段。

神經系統工作效能提高

神經系統方面，則會有兩種簡單的方式提升效能。第一種方式是肌肉間的協調性方面的進步，也就是動作控制方面的進步，通常發生在肌力訓練初期。用白話文來說，這是一個從「不會用力」到「會用力」的過程。人體的肌肉是一個錯綜複雜的系統，依照功能和位置來分，有作用肌、拮抗肌、協同肌、穩定肌等等，從收縮的方式來看還有向心收縮（肌肉用力時長度變短）、離心收縮（肌肉用力時其長度因反方向的阻力而變長）以及等長收縮（肌肉用力時長度不變），每一條肌肉各自有各自的力量，也各自有各自的功能。但是整個人體要表現力量的時候，需要的不是

所有肌肉一起用力，因為如此一來互相拮抗的肌肉等於是互相牽制，最終力量也互相抵消。所以，不同肌群在一個動作裡有著不同的用力時間長短和先後順序，也有著不同的收縮方式，這讓一個動作的總力量不再是所有參與動作的肌群力量總和，而是中間有了一個重要的動作控制過程，讓各個肌肉像交響樂團的樂器一樣，該收縮的收縮，該放鬆的放鬆，該維穩的維穩，該協作的協作，各個肌群各司其職，其分工細膩的程度，讓這整個動作控制的過程變成一種進步。不要小看這樣的進步，人體如果在有意義的動作方面能夠提升整體動作力量，當人體在運動場或日常生活中作出類似的動作時，也會有更好的肌力表現。

另外一種神經系統方面的進步發生在肌肉內部，是運動單位徵召能力的進步。所謂的運動單位，就是一條神經和其所支配的肌纖維，人體有成千上萬的運動單位，但是，在沒有經過訓練的情況下，人體並不會有能力徵召動員所有的運動單位。因為人體有一個懶惰的特性，就是當人體動作所對抗的阻力並不大的時候，在一樣的動作裡，人類只會動員少量的、小的運動單位來應付。唯有在面對巨大阻力的時候，才會開始逐步提高所動員的運動單位數量，並徵召力量較大、爆發力較強的運動單位。這告訴我們，即使運動中使用的動作相同，肌肉也未必得到相似的刺激。換言之，運動單位徵召能力的進步，是一種「總動員」能力的進步。

日常生活當中，一般人會傾向減低身體勞動，各種現代化的便利設施和產品都讓人體盡量減少使用大力量的機會，因此日常生活中絕大多數的各種動作，都只動員了少量的運動單位就已經達成任務，無形中讓身體以為動員高強度運動單位的能力是不必要的。然而身體能力總是用進廢退，長期下來這種總動員的能力會逐漸退化，最後導致想要用力時也用不出大力量。肌力訓練的過程中，透過漸進式超負荷的訓練處方，我們可以讓人體逐漸學會徵召這些絕對力量較大、爆發力較強的運動單位，這些運動單位經過訓練之後，逐漸習慣越來越大規模的徵召模式，因此表現在外的力量也越來越強大。值得一提的是，神經系統的適應甚至可以發生在肌肥大現象不明顯的時候，因為神經系統的動員能力是發生在神經系統的層次，當一位訓練者的肌肉生長現象已經停滯，或是基於各種理由（例如為了健康而控制體重，或是參加有體重分級的競賽項目）不想增加肌肉量，仍然可以藉由神經系統適應的途徑去提高最大肌力。這也就是為什麼許多身材嬌小的舉重、健力或技擊項目的選手，可以用貌不驚人的身材發揮出巨大的力量。

肌肉、骨質、神經系統的後天可塑性，為人類的一生增添了無限的可能。先前提到過，**在舊的典範裡，大家認為人體的最佳狀態就是無傷無病無痛的狀態，因為過去認為人體在所謂的無病痛狀態之上，已經沒有再提升的空間，此時只能做些養生或追求**

舒適的活動。但是隨著運動科學的進展，我們已經非常確定，**人體的最佳狀態遠遠高於無病痛的狀態，在肌肉、骨質和神經系統以及相關的軟硬體結構都可以「升級」的前提下，人體的最佳狀態是持續增加力量、強化結構和提高功能的狀態**。

肌力訓練的安全性

一般人的身體有可訓練的潛力，這一點已經是無庸置疑，不過，站在這個典範轉移的前夕，一般人缺乏的或許不是訓練的潛力，而是訓練的動機。在這裡還先不討論懶散、拖延、懈怠等等足以毀壞訓練成果或甚至所有人生成就的劣根性，單就討論力量訓練這件事情，很多人也是望之卻步。許多人對於肌力訓練的第一印象就是危險，大家想像到的是一群虎背熊腰的壯漢，一邊吼叫一邊打自己的臉，然後一個人鑽到數百公斤的槓鈴下，咬牙切齒的扛起來，蹲下去，在驚險萬狀的站起來，就算成功也已經滿臉通紅甚至噴鼻血，如果失敗，那會是需要一群壯漢一起出手搶救的嚇人畫面。這樣的畫面與一般人能接受的運動健身差距太遠，因此很容易讓人產生誤解而排斥。

要談到肌力訓練的安全性，其實已經有許許多多的統計數據可以援引，在這裡就不侮辱大家上網搜尋的能力，去一一列出這些網路上就查得到的資料。但我們可以簡單講，只要是稍有研究

性質或是使用適當統計方法的數據，就會發現**肌力訓練本身的受傷率遠遠小於絕大多數的競技運動，甚至也小於溫和的慢跑和游泳**。在這裡雖不引用數據，但是想引用一個更簡單的、符合邏輯的推論，那就是，新時代的科學化訓練是源自於競技運動領域的發現，很多人可能沒想過的一件事情是，競技運動員其實比一般人更怕受傷，尤其是那些以運動為業的職業運動員。對於一般人來說，如果扭到腳、閃到腰，頂多去醫院掛個門診，然後跟公司或學校請個兩天假在家休息。如果受傷不嚴重，一拐一拐的也還是可以過一天還算正常的日子。但是職業運動員就不一樣了，職業運動員賴以為生的就是身體的最佳運動能力，任何一點閃失都可能讓他們遠離最佳狀態，而導致停練或停賽，造成巨大的金錢損失，因此競技運動員比一般民眾更害怕運動傷害。科學化肌力訓練的技術，是源自於競技運動圈用來幫助精英運動員更上一層樓，突破個人甚至世界紀錄用的，這是一個漫長的養成過程，而且有無數一樣優秀的競爭者環伺，簡單來講，因為訓練而受傷是巨大的損失，因此所有用來促進表現的手法，都必須是安全的，否則早就被選手和教練淘汰了。

一般大眾會對肌力訓練產生疑慮，除了誤解了精英運動員的訓練現況之外，另一個誤解來自於許多人的「自身經驗」。許多人在嘗試了一些健身課程之後，紛紛產生不適或受傷，這樣的消息一宣傳出去，就開始造成過度恐慌。沒錯，首先這個恐慌是過

度的，籃球、網球、高爾夫球和鐵人類型的耐力運動也都有運動傷害的案例，發生的頻率比肌力訓練高得多，但是一般民眾對於肌力訓練的恐懼仍然遠高於前述這些運動，除了成見或誤解之外，實在沒有更好的解釋。其次，許多的民眾受傷案例都來自於快速擴張的健身產業，為了迅速套利而進用了大量經驗不足甚至毫無經驗的教練，以及不斷為了推陳出新而「發明」出一大堆未經驗證的動作或課程，這些無效甚至有害的訓練，除不盡也罵不完，導致許多人對肌力訓練一直望之卻步，錯失了生命中極少數可以改變自己命運的機會。

肌力訓練應成為預防醫學裡的一環

要說訓練技術已經成熟，仍然不足以解釋這個時代的特殊性，仍然不足以解釋為什麼我們稱現代為新訓練時代。因為技術如果成熟，但卻未達到廣泛應用的階段，則一般人仍然無法接觸到對的訓練機會。新訓練時代的意義，在於這些技術已經讓一般人也唾手可得，就看一般民眾願不願走出這一步。從美國在 1970 年代開始的運動科學訓練風潮，至 2000 年前後，運動訓練科學已經達到成熟的應用階段，實務上的許多做法都找到實驗證據，而實驗上的許多發現也逐漸發展出應用方法。現今的發展現況，用蓬勃發展已經不足以形容，比較重要的反而是把一些過度的地方慢慢收攏，回歸到有科學或經驗證據的基礎。而這些已經具有應

用價值的技術，在運動先進國家已經有普及全民的潛力，所缺乏的，只是一般大眾對於這項技術系統的認識和認同。

　　無論是從效果還是從技術的成熟度來看，肌力訓練都是一項應該要與醫療系統緊密結合的專業，或者至少是預防醫學裡的一環，但現在的醫療體系對於運動本身抱持著既正面又負面的弔詭觀點，這不是本地特有的現象，放眼世界大多是如此。以下的幾段虛擬對話你應該不陌生：

　　A：「醫生說我身體不好，要多運動。」
　　B：「要怎麼運動呢？」
　　A：「我也不曉得，醫生也沒說，大概就是游游泳、打打球，
　　　　　或者是跑跑步吧。」

　　這樣的對話顯示出，即使已經到了以維持健康為目的的運動訓練，民眾和醫療機構也未必知道要提供怎樣的運動處方。事實上，運動並非都一樣，那些標榜動一動就好的口號，或許在鼓勵不動的族群動起來的時候有一些號召力，但是對於以訓練作為預防醫學來說，這樣的論述卻容易造成嚴重的誤導。

　　造成誤導的地方在於，我們談到的「肌力訓練」與各種專項的「競技運動」以及日常生活中的「身體活動」是差異非常巨大

的三件事情。「肌力訓練」（或是範圍更大的肌力及體能訓練），是針對身體功能進行強化的手段，利用身體組織對壓力起反應的特性，以特定的訓練處方來進行刺激，並且在適當的恢復後產生效果，再透過長期的參與來獲得終身持續的高功能狀態，這是肌力訓練的特性。肌力訓練可以透過對訓練強度、訓練量、訓練頻率，以及動作模式的調整，來誘發所需要的特殊效果，而這些特殊效果在人體結構和功能方面則包括了強化肌肉質量、強化骨質、提升神經系統工作效能等等；在人體運動能力方面包括動作控制、肌耐力、肌肉生長、最大肌力和爆發力。換言之，**這是一個處方可以輕易調整，且大多數效果可以有效預測的訓練方式**。

競技運動

競技運動是在各種不同規則之下，以體力和技術互相競爭的人類活動，過程中雖然包含了大量的身體訓練，但是終極目標仍然是競技、爭勝、體驗人生。換言之，競技運動本身的終極目標並不是身體健康。身體健康或許在運動員的養成階段來說，是一個重要的指標，畢竟受傷的運動員可訓練度會大幅降低，但是在競技運動訓練裡，必須包含大量的技術訓練和比賽，身體可能會經歷許多有危險性的過程，這是競技運動不容易當成預防醫學手段的原因。

談到這裡或許你會疑惑，肌力訓練當初不是來自於高水準的精英運動員訓練嗎？精英運動員不是最重視訓練的安全性嗎？為什麼論述到這裡，又提起競技運動的危險性呢？這裡要說明的是，肌力訓練雖然來自競技運動領域，但是肌力訓練在精英運動員的訓練裡發揮的功能是提升人體運動能力，把人體變強，讓人體對激烈的競技運動訓練和競賽有夠強的防護力。但相對的，競技運動本身是講究勝負、追求完美的，而在這個過程裡本來就是冒著各種風險在追求進步的。以一個籃球選手為例，在最理想的環境裡，籃球選手的肌力訓練課程是由專業體能教練來帶領，選手會經過適當的身體準備之後，開始接受漸進式超負荷的重量訓練，目的是以壓力的方式刺激身體變強變壯。過程中舉凡動作幅度、動作速度，負荷強度和負荷量，都可以經過仔細的處方調配，然後再依照運動員過去和當時的反應予以增減，這會是一個安全性極高的過程。但是到了球場上可就是另一個世界，球員可能為了配合教練的戰術，必須做出超水準的衝刺，同時也必須面對一樣強悍的對手，在爭球的過程裡大小碰撞不斷，最糟的狀況下還有可能直接受傷退場。這樣的過程裡，承擔風險是常態，無法作為一個保健的手段。

　　你或許會覺得，拿專業選手當例子有些極端，但其實我們如果把上述的情境套用在一般人身上也是完全一樣的。假設在最理想的狀態裡，一位中年上班族接受了醫師「要多運動」的建議，

而決定找一位合格的體能教練幫他練練身體。在教練的指導下，他會先學習基本動作，經驗豐富的教練會在這個動作學習的過程發現他所有可能的動作障礙，如果有足以影響訓練安全的動作障礙出現，教練就會採取一些一樣有效但較為簡單的退階動作，讓這位中年大叔開始負重訓練。如果沒有適當的動作選項，教練也可以用「故障排除」的方式加以矯正，務求讓身體在沒有代價或損傷的情況下接受壓力的刺激。經過半年的規律訓練，中年大叔覺得身強體壯，並且對訓練樂此不疲。

同樣一位中年大叔，因為醫生建議要運動，但又覺得合格的體能教練價碼不低，於是決定自己運動。想想高中時期曾經很喜歡打籃球，當年的球友也都還在同一個城市生活，只不過最近幾年的聚會不是吃飯就是喝酒，於是跟大家提議，週末下午到附近的球場打打球增加運動量。老同學們當然個個也都已過中年，多年的家庭和工作勞累，其實也都感到體力退步身材虛胖，大家聽到打球的提議紛紛叫好，儼然重新燃起了高中時期的鬥魂。第一次在台大球場的球聚，兩個小時下來有三個人閃到腰，另外兩個扭到腳，所有人隔天早上起床都全身酸痛，其中一位腰痛太嚴重還乾脆請了一天假。這樣的球聚過不了幾個禮拜，大家紛紛開始交換物理治療或復健科醫師診所的資訊，還有人打趣地說以後聚會乾脆辦在醫院裡。或許我的小劇場扯遠了，但是你應該明白我的意思。

競技運動雖然可以給身體不錯的運動量，但是在兩個地方的效果卻遠遠不及肌力訓練，第一是剛剛提過的安全性，競技運動是以爭勝為目的，即使競爭的雙方有約在先，大家以健康和歡樂為目的，但是一旦戰況激烈，還是會毫不猶豫地涉入危險區，因為競賽本身的特性就是如此，失去競爭特性也就失去了整個樂趣。其次，可能比安全性更根本的問題是，即使在競技過程沒有受傷，但是競技運動本身也「無法」對身體造成肌力訓練等級的刺激。想想也很容易明白，如果競技運動本身就有「長期」提升肌力的效果，那競技運動圈就不會有額外增加肌力訓練的必要了。

競技運動之所以無法有效長期提升肌肉、骨質和神經系統的適應，是因為在競爭的情境裡，身體遭遇的刺激太過於離散，發生的事件有太多隨機的成分，而且激烈的競爭過程裡壓力的強度很難拿捏，有時是大量的低強度疲勞，有時卻又一瞬間遠遠超過身體負荷的高強度碰撞，這樣沒有系統的壓力刺激，對於肌肉、骨質和神經系統來說，無法帶來長期累積的進步。

運動恐懼症

前面提到的還是在鼓勵民眾運動時的情境，有些時候醫界對運動就不是那麼鼓勵，甚至不是那麼友善了：

「我的膝蓋韌帶受傷，醫生叫我不要上樓梯，不要下樓梯，也不要走太多路，至於運動，就不用再想了。」

「我有不明原因的腰痛，醫生叫我少動，而且如果再繼續疼痛就要開刀。」

「我的物理治療師說我的 OO 線和 XX 線失衡，需要做 OOXX 矯正，還有，他說重量訓練會讓人體受損，千萬不要碰。」

「我高中的時候打球受傷，醫生叫我不要運動，至今已經二十年沒運動了。」

以上的對話雖然是虛擬的，但是其實素材卻是來自真實世界的經驗。我們幾乎每天都接觸到提出類似說法的學員，我想用這些虛擬對話來提醒，其實很多人對於肌力訓練是非常恐懼的，恐懼的程度其實已經到了不成比例的地步了。事實上我們每天做很多事情的風險都高過肌力訓練，例如在混亂交通中穿梭、食用來路不明的食材，或是投票給信口開河的候選人，這些都經常發生，卻沒有產生像對重量訓練一般的恐懼感，但是對於已經有科學證據，也有大量前人的經驗可以依循的肌力訓練，卻總是望之卻步。

基本上，從體能教練的角度來看，「停練」是一個萬不得已的選擇，除非已經完全沒有安全訓練的選項，否則在任何時候排除萬難繼續訓練，是長期進步並維持效果的關鍵。即使是局部受傷，例如扭到手、扭到腳，腰有點酸，肩膀有點痛，都還有許多

策略可以安全的持續訓練。受傷的部分當然交由醫療系統處理，教練不應踰越訓練和治療的分際，但是在經過醫師診治之後，對於較輕的受傷或許可以用簡單的退階動作持續訓練，對於較嚴重的受傷部位，則可以採取分部位訓練，也就是保護好受傷復原中的身體部位，但持續鍛鍊身體的其他部位。唯有上述兩種策略都無法找到方法的時候，才會讓身體暫時停練。

「不動」讓人體向下適應

這個觀念對於許多人來說，會覺得十分過度，「運動有那麼重要嗎？」「就不能找一些其他嗜好嗎？」「健身玩玩就好，別太認真啊！」這些發自肺腑的勸退，其實充滿了對訓練的誤解。因為包括醫療專業人員在內的許多人都忽略了一件事，**就是「不動」並不表示身體會維持現狀，「不動」也是一種對身體輸入的刺激，持續一段時間之後，身體會逐漸開始向下適應**。這個觀念或許對許多人來說比較陌生，有必要說明一下。

人像所有的生物一樣，每天都在新陳代謝，而用最簡單的方式來劃分，新陳代謝（metabolism）其實是由身體的合成作用（anabolism）和分解作用（catabolism）所構成。合成作用幫我們合成新的、必需的組織，分解作用幫我們分解掉無用的、老舊的組織。人體也像任何生物體一樣，會藉由適應環境來提升生存

競爭的能力，而適應環境的方式之一，就是藉由調節新陳代謝的方向，以因應外界對身體的刺激。

運動刺激的輸入，可以將身體導向增加合成作用的方向，也可以把身體導向增加分解作用的方向，肌力訓練對身體輸入的主要刺激，是對身體施予巨大的壓力，如果施予的壓力夠大（必須遠超過一般日常所經歷的壓力），就如同對身體輸入了一個「大壓力訊號」，巨大的壓力讓身體在恢復過程中會提高合成作用，目的是為了要提高肌肉量，尤其是具有較高爆發力和最大肌力潛能的快縮肌纖維，以為日後產生夠大的力量去對抗體外重量而做準備；同時也會提高骨骼的密度和圍度，以免被巨大的壓力給破壞。除此之外，為了更有效率的徵召人體的運動單位去對抗壓力，神經系統方面也必須做出相應的進步。上述各種機制的整體效果，就是在肌肉、骨質和神經系統方面產生明顯地向上適應，締造出日益強健的身體。

如果今天施予身體的是耐力訓練的刺激，例如慢跑 5000 公尺，身體會產生截然不同的適應方向。由於慢跑 5000 公尺時，每一步用力程度都遠低於下肢的最大肌力，因此力量方面的刺激並非主要效果，這一點必須要特別說明，因為從過去的教學經驗裡得知，很多人以為腿很酸的運動就會練到腿力，但實際上因為低強度高反覆的運動方式對「最大力量」的挑戰性不足，因此也

不會發生這方面的顯著反應，若有，也主要發生在肌肉耐力方面
的適應。

　　如果腿力不是慢跑主要的刺激訊號，那我們到底從慢跑得到
什麼刺激訊號呢？這個問題其實從主要的表現限制因素來看就很
明顯，長距離耐力的主要表現限制因素是「能量輸送的效率」，
也就是身體有多快可以把氧氣和養分輸送到工作肌群，每跨出去
的一步對於最大肌力來說都不構成威脅，但是如果能量物質來不
及輸送到工作肌群，就會沒有力氣繼續跑下去。對身體輸入的刺
激訊號既然是能量輸送的效率，在肌肉方面的適應就會與肌力訓
練大不相同。因為長跑的過程對爆發力和最大肌力較不依賴，因
此較有爆發力的快縮肌纖維不會感覺到有生長的必要。而且，能
量物質的輸送有賴微血管的輸送效率，覆蓋越大體積的肌肉輸送
的速率越低，覆蓋越小的肌肉量輸送的速率越高，因此為了讓所
有工作肌群盡快獲得能量，身體反而會傾向流失掉需求度不高的
快縮肌纖維，訓練的效果就成為導向分解作用的效果。

　　從以上兩者的例子來看，我們知道對身體施予不同的刺激，
會導致不同的新陳代謝導向。這兩個例子雖然適應的方向大不相
同，但都是對某種訓練方式的向上適應，但停練就不是這麼回事
了。

先前提過，不要以為當我們停止訓練的時候，身體只是回到正常狀態而已，事實上，「不動」是一個超強的訊號，是一個我們的身體非常容易解讀的訓練訊號，是一個只要讓我們的身體接受，就會立即開始產生反應的訊號，我們從以下兩個例子可以看出這一點。一位運動員在球場上不慎扭傷了右腳膝蓋，因此必須暫時在右膝裝置輔具，並且避免右腳負重直到傷勢復原。這位運動員除了右腳行動不便之外，其他狀況大致良好，因此暫時拄了拐杖繼續每天的正常生活。即使飲食作息都正常，運動方面除了避開影響右腳安全的動作之外，身體其他部位也都持續規律的訓練，但經過三週的時間赫然發現，膝蓋受傷的右腳，大腿圍度竟然小了一圈，除了遠遠小於仍然持續鍛鍊的左腳之外，也比右腳受傷前還消瘦得多。

另外一個例子是，老年人跌倒骨折過後，接下來的一年之中有特別高的死亡率，這樣的現象很可能與長時間臥床有關。因為臥床之後，身體的各種功能紛紛開始衰退，受到各種疾病侵襲的風險也大幅提高。

這兩個例子都告訴我們，「停練」並不只是少做了一件可有可無的事情，**「停練」本身是一個非常清晰的訊號，告訴身體現在什麼運動能力都不需要，因此不必留住那些耗能又笨重的肌肉，也不必在乎那些粗重的骨骼，相對的，要以現在的靜態甚至臥床**

的方式繼續生存下去，根本不需要花力氣維持這些「奢侈品」。沒錯，強壯的肌肉和骨骼需要耗費很多昂貴的生理成本去維持或提高，當身體感覺到不需要的時候，就會開始迅速丟失。

長期而規律的肌力訓練，是維持終身健康的最佳途徑

該怎麼做才能避免這樣的情形呢？從學術和實務都已經證實，長期而規律的肌力訓練，在大幅提高肌肉和骨質的結構以及神經系統的功能之後，會進入一個脫胎換骨的狀態，產生的效果某個程度上來說幾乎是不可逆的，也就是說，如果我們願意花上幾年的時間打好肌力基礎，接下來再持續而規律的緩緩進步，即使因為各種原因短暫停練，都不會發生兵敗如山倒的退步。

因此我們可以知道，**運動訓練在今日的意義，不再只是動一動就好，不再只是可有可無的休閒嗜好，也不再只限於競技運動員的專業訓練。運動訓練（尤其是肌力訓練）是現代人維持終身健康與強壯的最佳途徑。**強壯是最值得累積的財富，試想一個家財萬貫的富翁，擁有令人稱羨的眾多地產，但當他步入晚年之時，會想要再多買一棟可能根本不會去住的房子，還是希望可以再次擁有年輕人的體魄？

科技先進國家的現代社會存在著許多弔詭的現象，我們有最佳的醫療系統，但卻有最衰弱的人體；運動科學的進展可能是史上最高，但人類參與運動的程度可能是史上最低；平均壽命可能是史上最長，但是可動年齡可能還不及上個世紀的人類。要扭轉這樣弔詭的現象，就是要善加利用已經走入民間的科學化肌力及體能訓練。

醫療系統對於人體健康的介入時機太晚，平時只能做一些令人提心吊膽的檢測，卻未必能提供持續變強的方法，直到身體出毛病的時候，才會動用到針、藥、手術等跟疾病一樣痛苦的手段來搶救健康，搶救的結果也不以強健的身體為目標，而僅以移除病痛為目標。這不是醫療系統的錯，因為醫療系統本來就是一個搶救的手段，醫療領域的專業就是在解決這些迫在眉睫的問題，對於如何避免問題卻著墨不多。運動訓練在過去半世紀的發現，正好讓我們補足過去人類忽視的這一大塊領域，**讓我們可以用長年的訓練維持健康，讓醫療系統只處理真正危急的問題**。我經常在各種場合裡講到，未來人類的世界裡，肌力訓練可能會像是刷牙、洗臉、吃早餐一樣的例行公事，無須熱血澎湃的氣氛，無須大刀闊斧的手段，就這樣規律而持續，循序而漸進地進入每一個人的生活，如此一來，就可以邁向更有品質的人生。

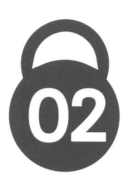

02

清晰而迫切的危機

高齡化及少子化的危機與對策

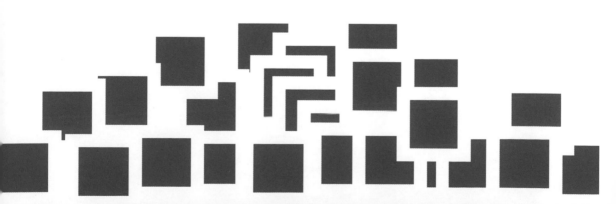

高齡化的危機與轉機

用運動來促進健康這件事，人類當然不是第一天知道，在大多數有記載的歷史裡，一般民眾利用運動來維持健康的現象處處可見。這些方法有效也好，沒效也好，暫時不納入本節的探討範圍裡，這並不是打算粗暴地忽略過去人類的運動歷史，而是我們想要先強調：我們今天面對的問題，其實很可能並沒有什麼歷史經驗可以借鏡。

根據維基百科（以及許多其他網路上可以查到的資料）顯示，一直到二十世紀，人類的平均壽命都還在四十歲左右，但是二十一世紀的現在，先進國家的平均壽命超過七十歲，這段看似與主題不相干的歷史資料告訴我們，要探討「中高齡者」如何利用運動訓練來維持健康，或者說要探討人類如何利用運動訓練來維持優異的身體功能，其實過去的歷史並沒有太多經驗。

在講中文的社會裡，許多講究養生長壽的功法，都號稱來自中國五千年歷史的傳承，是古人智慧的結晶。但是我們不妨看一下歷朝歷代的平均壽命，根據網路資料顯示，先秦時期平均壽命其實未達二十歲，漢朝和唐朝的平均壽命也都沒有超過三十歲，直到宋代才達到三十歲，而到了清代才勉強達到四十至五十歲。雖然我們知道平均數是一群有高有低的數字綜合體，但在這個平均數如此「年輕」的歷史裡，老年人口在古代顯然是少數中的少數，說要能夠累積多少有效促進長壽生活品質的方法實在有限，畢竟人類群體性的高齡化是非常晚近的事情。因此我們可以說，我們現在正面臨「在高齡化社會如何維持中老年時期的肌力和體能」的問題，在歷史上是前所未見的。

從工業革命之後，直到數位資訊革命的今天，人類的平均壽命不斷的拉長，終於進入高齡化的世界，這個高齡化的發生過程其實也就是過去數十年而已。高齡化變成一個危機其實是很諷刺的一件事情，人類從古到今都視長壽為一種福氣，所以全人類的平均壽命延長應該是一件幸福的事情才對，為什麼我們今日反而要以嚴陣以待的心情面對高齡化社會呢？其實，真正可怕的不是長壽本身，可怕的是伴隨長壽而來的「失能」。當生活越來越便利，壽命也越來越延長，身體機能經歷的衰退時間越來越長。在那個平均壽命不滿四十的漫長歷史裡，人類即使三十歲體力開始走下坡，只要再經過十年，人生大概就要「登出」，而這短短十

年的退化可能根本不明顯。但是，當平均壽命超過七十歲，退化的時間便開始大幅度延長。在此同時，因為科技文明的便利性，使得缺乏身體活動的現代人更早開始退化，退化的時程又更延長，這種向前又向後延伸的退化時程，使得**現代人的人生「大部分都在退化」**！許多現代人一過二十幾歲便「感覺體力大不如前」，而如果大家都活到平均壽命，那會是一個超過五十年的長期退化過程，如果不做任何介入，身體會很快失去許多重要的功能，但是仍然要繼續活很久。

人類生活型態的改變

人類在長壽過程中會發生失能的現象，其背後的原因應該與越來越靜態的生活型態脫不了關係。人類從動態生活（active lifestyle）進入到靜態生活（sedentary lifestyle），其實是一個短期而劇烈的改變過程。古代的人類不管是出於自願還是迫於無奈，通常過著較為動態的生活，畢竟在那個沒有電梯、沒有汽車、沒有網路的時代，日常生活中有太多的事情需要付出身體的勞力。隨著現代文明的進步，科技產品為了獲得消費者的青睞，通常對準了人類的天性（或是惰性）來設計，畢竟一個省力的工具一定賣得比費力的工具好，因此科技文明越進步，人類的身體活動就越不重要。

這並不是一段多遙遠的歷史，在我小的時候，電視只有三台的那個年代，那時候的電視是沒有遙控器的，每到要換台的時候，就必須有一個人走到電視機前面，喀喀喀的轉動旋鈕，讓電視轉換頻道，如果看了一會兒又想換台，只好再起身走到電視機前面再轉一次旋鈕（還好當時頻道不多，如果當時的電視像現在一樣有數百個頻道，那患有「選台障礙」的觀眾可能會來回跑個沒完沒了）。遙控器的問世在當時是個了不起的發明，是個神奇魔法等級的發明，從此以後人類可以坐在電視機前面維持一樣的姿勢達數小時，唯一需要的身體活動，是動用手指按壓遙控器上的按鍵。

　　通訊器材的演進是另一個明顯的例子，小時候只有科幻電影裡有可以隨身攜帶的輕便電話，一般電影裡的尖端科技可能是一個手提箱大小的隨身電話，看起來很像步兵背去打仗的通訊器材。過了一段時間，終於有了可以手持且單手操作的「手機」，但是這種手機除了體積不小之外，重量也不輕，行走江湖的人士還可以拿來當打架用的武器，後來甚至出現這種手機造型的水壺，其體積之大可見一斑。在手機不普及的年代裡，絕大多數的人出門在外想要打一通電話，都必須沿著街道巷弄的騎樓或轉角尋找電話亭，有些時候單單是找一個電話就得穿街過巷，走得滿頭大汗。

　　從公共電話時代到今日的智慧手機時代，中間其實還經歷過

一段「呼叫器」時代。呼叫器讓出門在外的人可以接收到「有人在找我」的訊號，而且還可以得到來電者的號碼，收話者可以拿著這個號碼「沿著街道巷弄的騎樓或轉角尋找電話亭」，回撥電話給對方，這種方塊形的小黑盒子經常被別在腰間，事業做得大的人還可能同時攜帶兩三個，以便在不同生意圈使用不同呼叫器號碼。不過嚴格說起來，跟純粹的公共電話時代相比，呼叫器時代並沒有減低多少身體活動量，可能還造成一堆人成天神經兮兮的跑來跑去，到處尋找公共電話回電。

但是，從呼叫器時代到智慧手機時代是一個迅速且劇烈的改變。時光快轉到今日，智慧手機功能強過以前學校圖書館裡的超級電腦，面積卻只有手掌大小，厚度也越來越薄，已經無法再跟冷氣的遙控器搞混，更不可能被設計成水壺。而且智慧手機的功能齊備，可以通話、可以上網、可以聽音樂、可以看電視，還可以打遊戲。以前的人至少還要下床走到沙發坐下，才能開始一台一台的玩著選台器，現在的人連下床都不用，窩在棉被裡就可以享受到超過電視的樂趣。但是，也就是在這短短幾年裡，這樣的**科技文明讓人在無形之中，身體從動態生活逐漸轉為全面性的靜態生活了**。

人體運動能力下降

　　靜態生活到底發生了什麼事？或者說，靜態的生活加上比古人多上數十年的壽命裡，我們的身體發生了什麼事？許多人面對這個問題的時候，很容易朝向病理的方向去思考，但是有一個比疾病更明顯的事情，就是「人體運動能力」的下降。所謂的人體運動能力，並不是在討論競技運動場上的競賽實力，而是日常生活中，可以做出隨心所欲不受限制的肢體動作，無需別人的照顧和協助，甚至還有餘力追求人生目標的人體運動能力。但這樣的能力，在老化的過程其實是不斷下滑的。

　　人體運動能力的下滑，至少受到兩種因素的影響，第一是受到人體自然老化影響，這屬於不可控的因素，第二是受到生活型態的影響，這屬於可控的因素。不過，這兩種因素對身體的影響非常不容易區分，以至於過去許多人為可控的因素，被視為不可控的因素，連最複雜的統計都無法清楚的區分這兩者。以下將試著描繪人體運動能力下降的情形。

　　人體運動能力是由人的肌肉、骨骼和神經系統負責，神經系統支配了肌肉的收縮，肌肉的收縮牽動了骨骼的槓桿系統，最終產生外顯的各種動作。青少年到成年時期，這些運動能力逐漸成長優化，通常在二十歲到三十歲之間達到最佳狀態。但所謂的達

到最佳狀態，表示接下來只會越來越糟。事實上，如果沒有任何的維持或強化策略，人體動作能力在二十到三十歲之間很可能就會開始走下坡。用最粗略的算法，從三十歲起大概是一個緩緩的下坡，六十歲時可能會遇到一個劇烈的陡坡，雖然實際發生的年齡會有一些個別差異，但在無訓練的情況下趨勢大致都是如此。

很多人可能不知道，第一個開始走下坡的人體運動能力其實很不明顯，如果不經專業人士提醒，根本不知道退化已經開始發生，而這**第一個退化的徵兆，就是動作控制能力**。所謂的動作控制能力，不是任何運動技術或經過學習的能力，事實上運動技術如騎腳踏車、游泳、打網球等，如果持續參與，技術通常都可以保持很久。這裡所謂的動作控制能力，指的是人體自然動作如蹲下、站起、屈髖、舉手、轉身和展臂等，這些看似平淡無奇的日常動作，其實經常悄悄的透露出人體運動能力的退化。

所謂的動作控制的退化，通常來自關節「活動度」和「穩定性」的退化，這些觀念後面還有較詳盡的介紹，在這裡僅先簡單說明。人體的動作來自於關節的功能，而關節在動作中扮演著兩種角色：提供活動度和提供穩定性。所謂的活動度，指的是一個關節可以移動的幅度，所謂的穩定性，就是一個關節抵抗動作的能力。在我們的教學經驗裡，大學生就已經可能出現各種動作控制的問題，尤其是在中學階段缺乏運動的族群更是明顯，這些

人雖然正值年輕歲月，但是可能會出現習慣性的胸椎前屈（頭部向前突出、駝背）、受限的肩關節（高舉過頭時手臂無法向後超過耳朵）、髖關節受限（無法順利深蹲到底）、踝關節受限（蹲下時不由自主墊腳尖）、核心穩定性不足（腰椎無法維持中立姿勢）。除了這些局部的現象之外，整體的動作模式也會顯現出受限的情形，例如像前屈髖的時候會不由自主地改變腰椎角度，造成危險的駝下背，或是提膝時無法抬到大腿與地面水平的程度，也可能是提膝到達大腿與地面成水平線的高度之前就會駝背，手臂高舉時會不由自主地過度伸展腰椎，以及走路時足弓塌陷等等，這類例子太多列舉不完，暫時就列出這一些。

很多人會說，這些動作控制的問題，又不構成傷病，如果不是競技運動員的話，有什麼關係。或許這些動作問題在安逸的日常生活當中並不構成問題，重要的是這些問題背後透露出來的問題。如果今天我們仍然過著大量身體活動的生活型態，這些動作控制方面的問題都會引發許多障礙或代價，導致身體無法安全的用力，或是在短暫用力之後，就會因為各種勞損而必須停止。因此，動作控制的問題本身雖然未必造成問題，但通常透露的訊息是，這個人很久沒有好好運動了。

如果忽略掉第一個警訊，任由缺乏運動的生活型態持續下去，這一持續可能就是二、三十年，甚至更久，接下來開始發生的現

象就越來越明顯了。首先，**人可能會隨著年紀而發福，體重會逐年增加，但是在體重增加的過程中，肌肉量其實是日漸流失的，**流失的情形如果嚴重，可能會導致所謂的肌少症。在不刻意用儀器測量身體組成時，很多人未必知道自己已經慢慢走向肌少症，但其實，有一個從外部觀察就很明顯的現象，就是肌力已經越來越弱了。對於沒有規律訓練的人來說，很多人不知道自己現在的最大肌力是多少，因此，**當肌力退步的時候，通常的反應不是趕快找健身房鍛鍊，而是逐步減少身體活動並且避免需要用力的工作或家務，這樣一來，就更加忽略了退化的警訊。**

骨質是另一個會逐年流失的東西，身體的骨質對於壓力的反應很敏感，或者更精確講，是對缺乏壓力很敏感，也就是說，在缺乏負重壓力的生活型態裡，骨質很樂於流失掉。跟肌肉流失不同的是，骨質流失真的是無聲無息的，骨質流失的過程並不會被人察覺，通常都是在健康檢查的時候才發現數值不對勁，更糟的情況是在跌倒及發生骨折的時候。

神經系統的控制力退化也是一個不容易被發現的現象。所謂的神經系統控制力，跟之前的動作控制有關但並不完全相同，前述的那個在年輕時期就可能發生的動作控制力降低，主要是發生在關節活動度、穩定性以及動作型態方面的失靈。在步入老年的過程中神經系統對肌纖維的徵召能力也會越來越低，雖然這背後

的生理機制很複雜，但一般相信這導致了進一步的肌力流失。

　　所以，在參考了以上「非病理」的退化現象之後，其實我們可以知道，在老化的過程裡即使先不考慮疾病的有無，人體運動能力的退化是一個真實發生的事件。人體運動能力退化的影響是很全面的，因為當退化程度到達一個臨界點之後，可能連日常生活中的基本動作都開始變得吃力，上下樓梯、如廁、洗澡，穿衣等過程，都是考驗關節活動度、穩定性、動作控制力以及肌力的難題，一旦不小心跌倒，連骨質都必須要接受考驗。這樣低落的人體運動能力和脆弱的身體結構，使得生活開始變得處處危險。

　　人體運動能力退化導致的不便和危險，雖然可以藉由家人或看護等照護者的陪伴來降低，但是一旦需要照護者的介入，那是一種生活型態的全面性改變，金錢、時間和精力的付出，會影響所有同住的親人。基於重視孝道的社會文化和民風，許多壓力就硬生生的由晚輩承擔，但是這不表示壓力就此被解決掉，因為這是一個極度耗損精力的過程，照護者難免排擠照顧自己的時間，長期累積下來的壓力可能比升學、求職、工作、賺錢的壓力都還大得多，若是處理不當最後甚至可能引發社會事件。這樣的壓力逼得政府不得不提出醫療和長照的相關政策。這樣的政策當然是良善且必要的，其他還有很多疾病與失能或與人體運動能力無關，但是每個社會福利的支出都是政府財政的支出，換句話說，政府

提供的公共服務不是免費的，廣大的納稅人其實是真正買單的出資者。問題就在於，以現在的人口結構來看，中老年人的比例會越來越高，但青壯年人口的比例將會越來越低，加上台灣在世界排名第一低的出生率，未來需要公共服務的人口越來越多，買單的人口卻越來越少的情況下，公共支出的壓力總有一天會引發更大的問題。

　　文字鋪陳到這一刻，我想大家也知道我將要講什麼，與其任由這樣的事情發生，不如思考一件事情，就是有**怎樣的作為，可以讓我們從問題的源頭開始減輕壓力，讓人在步入老年的階段仍然能保有完善的人體運動能力，因此減低對照護者的依賴呢**？答案就是針對人體運動能力進行直接的訓練，讓人體運動能力可以用一輩子。

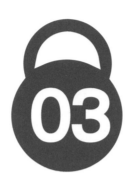

典範轉移的前夕

上個世代的運動健身模型為何失敗

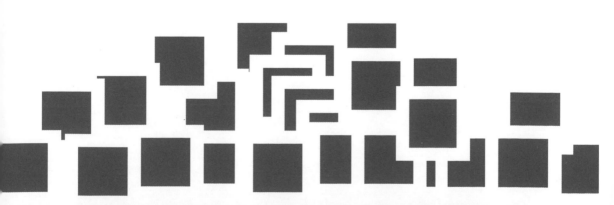

過去各種運動的方式與成效

　　要提高或維持人體運動能力，最好的方法就是從事運動訓練，這其實不是什麼新鮮的點子。過去數十年的經驗裡，人類其實嘗試過許多種方法，試圖在越來越長的壽命裡，藉由運動來保持活力，增強體力。但是大多數這些方法用今日的運動科學的角度來看，都有明顯的局限性，用一個比較激烈的說法是，我們雖然才剛剛步入高齡化的世界，但是我們的上一代面對這個問題的方法可能是失敗的。以下分別討論幾種常見的運動訓練方式，包括瘦身運動、伸展運動、平衡感運動、低強度耐力、趣味活動及偽肌力訓練，讓我們來談談這些運動方式的效果，以及為什麼我們說上一代所使用的方法是失敗的。

瘦身運動

　　人類開始提高平均壽命，幾乎與靜態生活的普及同步，死亡因素也開始從過往的意外傷害逐漸轉為與生活習慣有關的慢性病。靜態生活型態與慢性病的關聯是一個長達數十年的研究課題，為這個議題而開設的研討會多不勝數，而當時的一個重大發現，就是靜態生活與慢性病之間，似乎存在著一個中間人，就是肥胖。舉凡高血壓、心臟病、糖尿病、關節病變以及許多癌症，都與肥胖有著統計上的顯著相關性。

　　肥胖有許多不同的定義，最常見的是以身體質量指數（BMI）的方式判斷，身體質量指數是用公斤為單位的體重，除以用公尺為單位的身高的平方（kg/m2）。台灣教育部頒訂成年人 BMI 的正常值為 18.5~23.9，24 以上則為過重，27 以上則為肥胖（這樣的方法在早期對於大多數無訓練者來說，或許是一個有效的統計方式，但是在運動訓練族群日益龐大的今天，BMI 勢必有修改的必要，**因為 BMI 的計算方式無法區分脂肪重和肌肉重**。一位肌肉強健的訓練者和一位虛胖的肥胖者，兩人可能會因為身高體重相仿而得到一樣的 BMI 數值，如此一來，強壯的訓練者可能會獲得需要減肥的荒謬建議）。肥胖的定義當然還有其他的指標，例如腰圍、腰臀比、脂肪度等等，無論是使用哪一種指標，過去數十年的預防醫學和醫療領域，無不在探討體重控制和減肥等議題。

在這個醫療議題之後，順勢而生的是幫助人減肥的健身產業，或者更明確講，是「瘦身產業」。瘦身產業利用民眾恐懼肥胖的心態，結合了時尚流行長期以來對人類身體形象的操弄，締造出產值百億的商業模式。畢竟，**時尚潮流本來就已經在製造一個「每個人的身材都不夠好」「瘦還可以更瘦」「不夠恨自己就是不自愛」的奇怪心理，目的是為了利用「社會體型焦慮」的機制來獲利**，如今醫療更證實了肥胖的壞處，所有的人像開了加速引擎一樣，紛紛奔向以瘦身為導向的運動模式。

如果你已經被這個商業模式洗腦，你很可能會認為我說的話很奇怪，難道肥胖是「好」的嗎？難道我們不應該控制體重嗎？難道追求身材姣好有錯嗎？我們來就這幾個問題做些論述。

肥胖好嗎？當然不是，肥胖與慢性病的相關性是已經被研究證實的，所以肥胖真的不好，問題是：所有的人都真的需要減肥嗎？其實不然，我們先來探討一下，減肥這個「需求」是怎樣被製造出來的。從歷史上我們可以看出來，各個年代流行的身材並不相同，有些年代以瘦為美，有些年代以胖為美，這沒有對錯，唯一透露的道理是，審美觀是一個可以被社會文化主觀定義的東西。到了資訊發達的時代，這個問題被發揚光大，商人發現操控身體形象是一件有利可圖的事情，於是開始利用媒體行銷的方式，先形塑大眾對於美的觀念，然後再販賣跟美有關的產品。美容面

的我們就不討論，單單是跟身材有關的，當今社會就有很多例子，六塊肌、人魚線、馬甲線，不要蝴蝶袖、不要鮪魚肚、不要蘿蔔腿，大腿要細、鎖骨要露、小腹要平等等。

要藉由操弄審美觀來獲利，最有效的方式就是把標準訂得遙不可及，然後讓消費大眾產生發自內心的羞愧和焦慮（社會體型焦慮），進而產生動機去購買宣稱可以改變身材的商品，包括減肥藥物、減肥食品，以及與我們的主題最有關的：瘦身運動課程。商人藉著販賣身材極度纖細的娃娃玩偶，對身材的觀念從小時候開始形塑，接著利用雜誌、網路、電視、電影等視覺媒體，強力放送歌頌纖瘦並且恥笑肥胖的觀念，而且被歌頌的纖瘦必須是近乎病態的極瘦，而被恥笑的肥胖卻是稍微一點點不瘦就算是可恥的肥胖。這樣的手段成功的動員了大多數人，如今處處可見瘦得不得了的人在喊自己很肥，十分惱人。事實上，在未達病理性肥胖之前，人體保有一些脂肪是正常且有益的。

提升大眾參與運動的動機原來是一件美事，但是如果運動的動機是瘦身，而不是變強壯的話，從終身訓練的角度來看其實隱藏了一些不可忽視的危機。因為以瘦身為目的的運動方式，很容易拿磅秤當作評斷訓練成果的主要工具，**測驗會主導訓練方向，當訓練的目的是減低磅秤上的數字時，提高建立肌肉量就不會是主要的手段**。第一章提過一個觀念，就是運動訓練其實等於是在

對身體輸入刺激的訊號，而身體在接受並解讀這個訊號之後，會利用調整新陳代謝方向的方式去因應這個外來刺激。新陳代謝是由分解作用和合成作用所構成，身體接受訓練刺激的時候通常會傾向強化兩種作用的其中一種，去因應外界刺激並做出身體的改變。

當瘦身為主要目的的時候，大家會對身體輸入大量的分解訊號，讓身體藉由消耗熱量的方式逐漸降低體重。但因為運動本身消耗熱量的效率並不高，單靠運動消耗熱量並不足夠，因此以瘦身為目的的運動訓練通常也配合著飲食的控制。消耗熱量的運動通常以有氧運動為主，飲食控制通常以某種形式的熱量限制為主，值得說明的是，這些沒有一件是壞事，除非做過了頭，偏偏在瘦身產業的推波助瀾之下，做過頭的現象比比皆是。年輕時期如果以瘦身為主要的運動理由，這個觀念很容易帶到老，因此，上一代的人在面對老化的過程中，思索著要利用運動訓練來維持健康時，瘦身運動通常會成為最自然的、直覺式的選擇。偏偏，此時此刻面對的戰場已經不一樣，老化的過程是一個快速流失有用組織的過程，肌少症（sarcopenia）這個名詞在過去只有研究醫學或運動科學的人會使用到，如今在網路上已經十分流行。老化的過程中逐漸流失肌肉量，其中又以流失快縮肌纖維最為嚴重，而分解型的訓練只會讓這個現象更加火上加油。

有些人或許會說：「人過中年，真的很容易發福啊，用減脂的方式去運動，有什麼不對嗎？」我們來進一步討論老化過程的身體組成改變。雖然有個別差異，但是在常見的情況下，人類平均每十年會增加 5 公斤的體重，這看起來雖然是一個逐漸「發福」的過程，但是如果我們分別觀察肌肉和脂肪的變化，很可能會發現這個發福現象並不單純。原來每十年增加的 5 公斤體重，其實是來自於每十年降低 2.5 公斤的肌肉量，增加 7.5 公斤的脂肪所致。所以，如果從三十歲到六十歲，一個人體重增加了 15 公斤，實際上發生的是，此人增加了 22.5 公斤的脂肪，降低了 7.5 公斤的肌肉量。換言之，此人進入了一種特殊的狀態，同時既過胖又過瘦，我們將這種狀態戲稱為「顯性的胖子，隱性的瘦子」。

　　說到這裡，很多人還是會覺得，沒錯啊，脂肪增加了二十多公斤，難道還不需要趕快減嗎？如果還擔心肌肉量的問題，那就參加坊間的「增肌減脂」課程不就好了嗎？接下來就真的是肌力訓練的專業領域了。首先，增肌減脂雖然聽起來很理想，但是實際上是一件非常困難的事情。通常大家遇到的狀況，都是肌肉脂肪一起增，或是一起減，唯一勝算較高的是，在以增加肌肉量為目的的時候，讓肌肉多增加一點，讓脂肪少增加一點，或者是在以降低體脂肪為目的的時候，讓脂肪多降一點，讓肌肉少流失一點。**同時想要增肌減脂，通常都是一個顧此失彼、心力交瘁且倍感挫折的過程。**

有了這樣的觀念，接下來就要考慮，在同時面對脂肪度過高、肌肉量過少這兩個問題的時候，如果無法同時處理兩者，那到底該先處理哪一個呢？換言之，顯性的胖子，隱性的瘦子，到底該先處理過胖的問題，還是先處理過瘦的問題呢？我們有明確的理由，認為先處理過瘦的問題是勝算較高的策略。原因很簡單，如果我們先致力於減輕體重，減脂的過程再怎樣小心，都會再度流失一些肌肉量，而這些原本已經在擔心肌肉量過少的人，很可能因此跨過失能的臨界點，或者至少會大幅下降身體運動能力。況且肌肉是代謝旺盛的組織，當肌肉量減少的時候，代謝率也可能會跟著降低，這讓減脂的過程越往後越困難。肌肉量過低的人從事劇烈運動，運動過程中的危險性也會越來越高。

反之，如果我們先處理肌肉量的問題，「暫時」不管脂肪度過高的問題，利用大重量訓練的方式將肌肉量建立起來，此時增加的肌肉量帶來更高的代謝率，同時身體運動能力也越來越好，肌肉力量也越來越強。雖然必須暫時讓過胖的問題持續一小段時間，但是當肌肉質量、肌肉力量都越來越高的時候，減脂的過程會越來越簡單，也越來越安全。此時，再要以各種分解型的策略來減肥時，也比較有本錢抵抗高反覆耐力運動可能造成的勞損。

總而言之，減脂不是一件錯事，但是在肌肉量和肌力都很缺的情況下，先處理強化肌肉，再處理過重的問題，是一個效能高得多的選擇。

伸展運動

不知道從什麼時候開始，柔軟度被認為是身體年輕的指標，這種說法被推演出兩種主張，第一、越老化的身體會越僵硬，越年輕的身體會越柔軟，第二、提升柔軟度可以讓身體恢復年輕。除了這兩者之外，這樣的說法通常會被再繼續推論，而不用太多次推論，就會推出：肌力訓練會讓人硬梆梆，所以老人應該要避免肌力訓練。要探討這個問題的是非對錯，得要從幾個動作控制的觀點談起。

人體的是否「柔軟」，在動作控制理論中其實被稱為「活動度」（mobility）。所謂的活動度，先前提過，就是一個關節可以動的程度，而在動作控制理論中，活動度又是由兩個元素所組成，一是「動作幅度」，也就是俗稱的柔軟度，一是「局部肌肉控制力」，也就是一個可動關節周遭肌肉對這個關節動作幅度的控制能力。簡單來說，一個關節是否活動自如，首先要有足夠的動作幅度，也就是在不考慮控制力的情況下，這個關節客觀上已經具備夠大的活動範圍。以肩關節為例，一位訓練者先完全放鬆身體，然後由治療師或教練將其手臂抬起，看可以在外力輔助之下舉高到怎樣的高度，這就是一個肩關節「被動」的活動度，也就是單純的動作幅度。一般來說，每個關節都會有一個健康的動作幅度，受傷、退化、組織僵緊等因素，則會造成動作幅度減少，

伸展、按摩、滾壓等介入方式，則會讓動作幅度變大。局部肌肉控制力則是一個人控制這個關節的基本能力，以肩關節為例，一個人在沒有外力協助之下，自己用力將手臂舉起的最高幅度，就是肩關節的「主動」動作幅度，換言之，這是一個人可以自主打開的關節活動度。

從這樣的敘述應該不難看出來，被動的活動度和主動的活動度不一定相同。舉例來說，一位年長者在有人協助的情況下可能可以把手高舉過頭，但是如果要他自行舉手，可能就舉不了這麼高。這個例子告訴我們，其實我們所想像的柔軟度，並非單純跟身體有多柔軟相關，有沒有足夠的控制力可以把動作幅度打開，其實也是攸關身體活動度的關鍵。

如果這樣的說明可以理解，我們就可以探討另一個更深入的問題，就是這個可以控制關節動作大小的「局部肌肉控制力」，其實也受到某些因素的影響。從前面的敘述裡，許多人很容易跳到一個結論，就是：「所以要練肌力！」可惜還沒這麼快，雖然我們是非常鼓勵大家練肌力，但是並不鼓勵大家跳過重要的思考步驟，直接跳到結論，這樣有可能造成對肌力訓練的誤解。在此要說明的是，一個關節活動度的好壞，除了本身客觀上具有多大的柔軟度，以及關節周邊肌肉的控制力之外，還會受到另一個因素的影響，這個因素就是身體的穩定性。

我們的身體是一個精巧的機器，裡面充滿了可以自我保護的回饋機制，當一個動作有可能會導致失衡，我們的身體會反射性的「鎖住」相關的動作幅度。因為我們的身體喜歡在穩定而安全的條件下做動作，因此當一個肢段試圖做出動作的時候，身體其他部位的「穩定性」會對其扮演著「制衡」的角色。我們來舉一個深蹲的例子，一位長者試著學習深蹲，在蹲到一個不太低的高度時，就覺得髖關節「卡住」，但是在教練的引導下，雙手扶著蹲舉架，再試著蹲一次時，居然順利的蹲下去。這時候首先獲得的資訊是，顯然此人關節周邊的活動度有問題，這我們先前已經提過了。但是，活動度出問題到底是真的控制力有問題，還是暫時被身體的某種機制給「限制」住了，則需要進一步釐清。與髖關節活動度息息相關的是腰椎的穩定性，腰椎的穩定性如果充足，則髖關節周邊的肌肉發揮出來的功能應該是完整的，或至少是不受特殊限制的，但是如果軀幹的穩定性不足，則「有可能」會因此鎖住了髖關節的活動度。但是，當脊椎的穩定性提高時，髖關節的活動度也會被「釋放」，而這也就是為什麼扶著蹲舉架時，髖關節活動度突然變好。

中軸穩定，四肢發力

　　這個現象我們把它稱為「中軸穩定，四肢發力」或是「近端穩定，遠端發力」的現象，這兩句話的意思是，我們的身體有許

多的肌群，當我們想要做出動作的時候，並非所有肌肉都在產生動作，事實上有很多肌肉在一個動作裡面扮演的角色是維持身體的穩定，以為想要產生動作的部位提供穩固的依託。因此，要想製造活動度，先決條件是身體的其他沒有動作的部位要能夠提供穩定性，如果身體負責穩定性的部位無法穩定，則想要產生動作的部位也會反射性地受到抑制，抑制的方式通常包括了鎖住關節活動度，或是減低力量輸出。

因此我們可以知道，中老年人出現的身體僵硬現象，其實不僅是缺乏柔軟度那麼簡單，**缺乏柔軟度只是其一，缺乏關節的控制力是其二，而缺乏身體的穩定性以至於關節活動度或關節周邊的肌肉力量受影響則是其三**。從這三個層次來看身體的活動度，就不難看出，柔軟度其實不是什麼百病都治的良方，唯有檢視過影響活動度三個層次的問題，才能知道伸展運動是不是對症下藥。

中老年人的柔軟度曾經是一個廣受注目的議題，其背後有一個基本假設就是，柔軟度關係到生活自理的能力，譬如自行穿衣穿褲就需要一定程度的柔軟度，假設一位年長者每天最基本的穿上衣服都需要他人的協助時，則距離需要有人隨侍在側的生活型態已經不太遙遠。所以，如果有一位老人發現，自己在穿褲子的時候，沒有辦法在單腳站立的姿勢下，把一隻腳舉得夠高，高到足以踏進雙手提著的褲子裡，那麼他可能已經需要別人的幫忙才

能完成這個動作。

　　這個「腳抬得不夠高」的問題，很容易就被視為一個影響老年人生活自理能力的指標。許多人認為這個問題與柔軟度有關，腳抬得不夠高顯然表示柔軟度不好，做一些柔軟度訓練，每天拉筋個幾次，然後「避免會讓身體變僵硬的重量訓練」，應該就可以重新獲得自己穿褲子的能力。不過，從前面的敘述應該已經可以得知，一個單腳站立並且抬起另一腳的姿勢，我們至少需要考慮「關節活動度」「局部肌肉控制力」和身體其他部位的「穩定性」這三個層次的問題。所以，除了腿後肌群的柔軟度可能不足之外，還有可能是因為髖關節周邊的肌力不足，或者是單腳支撐的姿勢穩定性不足，導致髖關節的活動度受限，因此腳舉不起來。而針對不同的問題，需要的解決方法也大不相同。

　　有些人或許認為，即使問題的源頭可能不只一個，但是有鑒於伸展廣為流傳的「益處」，抱著「有病治病，沒病補身」的觀點姑且為之，似乎也沒有什麼問題，不是嗎？可惜的是，以伸展為主要維持健康的手段，會有幾個問題。首先，**伸展運動其實是一個神經抑制的過程**，要大幅增加人體的柔軟度，常見的伸展方式是使用靜態伸展，也就是將關節壓到一個有點酸痛的範圍，然後靜待這個酸痛感慢慢過去，並且迎接隨之而來的鬆弛感受。這樣的伸展之所以可以提升柔軟度，一部分的原因是因為肌肉的張

力被降低了，所以才會感覺到鬆軟，問題是，用這樣的方式降低肌肉張力，其實也等於減損了肌肉的力量。伸展造成的肌肉力量降低幅度其實不多，因此對於健康成人來說或許不算什麼，但是前面已經提到，**中老年人正處於一個肌肉質量和肌力急速下滑的生理狀態，如果以伸展為主要的運動方式，其實是會讓問題更加劇的。**

　　比較建議的作法是利用肌力訓練來打開關節活動度，我知道，這很違背常理，但是我還是要強調，之所以看似違背常理，是因為大家對於肌力訓練的理解仍然不足。肌力訓練對於關節活動度至少有以下幾個功能：首先，大肌群多關節的肌力訓練動作（如深蹲、硬舉、跨步、負重行走等等），透過適當的指導，可以讓訓練者學會「中軸穩定，四肢發力」的機制，而且可以藉由漸進式超負荷的手段，讓這樣的機制被強化成為習慣，如此一來，可以大幅度降低因為中軸穩定性不足所導致的關節活動度受限。

　　其次，肌力訓練可以強化關節周邊的局部肌肉力量，這點當然不在話下，肌力訓練本來就可以增強肌力，不過值得一提的是，大肌群多關節的功能性肌力訓練，可以讓關節的肌群在扮演自己的角色的條件下提升肌力，無需單獨針對小肌群進行訓練。前面這兩個好處，我想應該不難理解，不過，我也知道伸展愛好者最關心也最不服氣的，是我前面提到的：肌力訓練可以增加動作幅

度。許多人認為伸展是增加動作幅度的唯一做法，肌力訓練只會讓人變僵硬，變緊繃。但事實上，肌力訓練如果採取大肌群多關節的功能性動作，且「盡量使用完整的動作幅度來進行訓練」，其實對於活動度也會有明顯提升。所謂的盡量使用完整的動作幅度進行訓練，指的是在做肌力訓練的時候，深蹲盡量蹲過水平線，肩推盡量從最低點推到最高點，胯步盡量一路跨到單跪姿的深度，引體向上盡量每一下都從直臂姿勢拉到最高點。這些簡單的訓練準則，已經可以讓人達到日常生活所需的各種活動度需求，除非訓練的目標是跆拳道、體操或是芭雷舞等專項，否則其實沒有追求超大活動度的必要。更重要的是，前面提到伸展的過程可能會導致肌肉力量降低，對於肌力已經不足的族群來說等於是雪上加霜，那是因為靜態伸展的過程中，是以「放鬆」肌肉為目的的方式進行伸展。**大重量訓練裡的動作幅度，是在負重過程中逐漸打開活動度，這樣的做法對於力量不但不會減損，還會提升，這才是最符合中老年人活動度需求的訓練方式。**

平衡感運動

平衡感運動主要是為了預防老人跌倒而產生的訓練需求。老年人跌倒通常都會有災難性的後果，最常見的是在骨密度低的情況下跌倒而導致的骨折，骨折本身就是一個夠大的問題了，但是隨之而來的休養時期可能才是更嚴重的問題。具體而言，骨折本

身的危險性當然不在話下，但是骨折恢復過程當中，為了避免二次傷害，讓骨骼可以慢慢恢復，通常需要一段不短的靜態休息時間，而這段時間等於是一個長期的、強迫性的靜態生活型態。前面已經提到過，靜態生活型態並非一個不好不壞的中立狀態，靜態生活型態等於是對身體輸入「靜態」身體刺激，讓身體認為目前攜帶一大堆昂貴的、容易飢餓的、需要隨時餵食且又大而無當的肌肉量是一個浪費能源的行為，因此身體不會主動留住人體運動能力，以及支撐起這個人體運動能力所需的肌肉、骨質和神經系統，身體因為沒有維持最佳狀態或是進化為更佳狀態的刺激輸入，就會開始逐漸變得脆弱而無力。

為了避免骨折和骨折後續的靜養過程對人體造成的危害，過去大家第一思考的問題就是如何預防跌倒，偏偏很多人不知道的一件事是，大多數預防跌倒的措施可能都無法預防跌倒，這是因為一個重要的假設錯誤。我們通常認為跌倒與骨折有著時間先後的順序及因果關係，也就是說，我們通常假定骨折是跌倒的後果，殊不知這個因果關係也有可能顛倒過來。我第一次接觸到這個訊息時是在美國唸研究所的時候，當時也感到相當震驚，**我們居然沒有想過，有很多老人家其實可能是先骨折而後跌倒的**。

每當有老人家跌倒，在地上動彈不得，大家都會緊急將他們送醫，到了醫院做了檢查之後，可能就會發現一處或多處的骨折，

由於跌倒和骨折被「發現」的順序是先跌倒後骨折，因此我們很少會懷疑兩者的因果關係。但是，如果發生的事情是先骨折後跌倒，則從先跌倒後骨折的角度所設計出來的應對方式就不會有效。

先骨折後跌倒的現象乍看之下不可思議，但是如果我們知道骨密度可以因為缺乏壓力刺激而逐步退化，一切就合理了起來。**長期缺乏壓力刺激，正如同一個長期處於靜態生活的現代人所經歷的生活型態，會讓身體朝向「無負重需求」的方向去適應**。先前提過，不要以為只有壓力刺激、體力刺激才算是刺激，缺乏壓力本身也是對身體的一種明確的刺激訊號，告訴身體無需再繼續維持「昂貴」的身體組織和結構，因此肌肉量可以降低（反正無需用力），骨質也可以降低（反正也無需支撐）。在一個有訓練有負重的狀態下，飲食當中攝取的能量物質會被拿來修補、維護、增強肌肉和骨質。但是當這些需求都沒有的時候，多餘的養分就會大量地以脂肪的形式堆積在身體各個堆積點。過重的身體用過少的肌肉和脆弱的骨骼支撐著，體重隨時隨地都在挑戰身體支撐力的極限，一旦某個姿勢失衡，壓力移動到結構上較脆弱的部分（例如腰椎、股骨頸等），可能就會造成骨折。骨折產生的疼痛和頓時失去的支撐結構，就會引發後續的跌倒，而跌倒有可能會再度造成其他部分的骨折（手腕、上肢的骨骼）。骨折之後的身體狀況會急速下滑，隨後的一到兩年會有較高的死亡率，即便傷處復原，往後終身都存在著再次骨折的高風險。

過去因為不瞭解老人骨折的事件存在著這種「先骨折後跌倒」的可能性，因此容易把「預防跌倒」當作防止骨折的主要措施——許多防止跌倒的產品例如止滑的地板、多焦的眼鏡、在住家處處加裝扶手、拄拐杖，或者是直接由人攙扶。可想而知，這樣的做法或許避免了先跌倒後骨折的事件，但是有兩個重要的缺點：第一、是無法避免先骨折後跌倒的現象，第二，是這樣的處處小心，又再次大幅度降低身體運動的機會，還可能進一步導致骨質疏鬆的惡化。

預防骨質疏鬆的運動處方

　　對於預防骨質疏鬆、跌倒及骨折這件事，醫療系統其實一直有一個模糊的聲音提到要運動，但是，我們只要稍微搜尋一下網路上的醫療衛教資訊，就會發現對於避免骨質疏鬆和跌倒及骨折的運動處方都很含糊，其中最常見的是「動一動就好，要走走路，但是要小心走」。有些會建議從事以羽球、網球等運動，殊不知這些運動的強度都較難控制，很多時候帶來的運動傷害比效果還多。距離理想運動處方更遠的是，建議藉由游泳來保衛骨質，這樣的建議通常是基於一種想法：因為游泳沒有衝擊性，所以是最安全的運動，畢竟要在一個被水承載的狀態下跌倒的難度是有點高。但是，過去在競技運動領域的研究和觀察早就已經發現，就算在「年輕」的運動員之中，游泳選手也是骨密度較低的一群。

背後的原因其實不難理解，因為如前面所提過的觀念：**骨密度的增長主要的刺激訊號是壓力，因此舉重、健力等項目的運動員骨密度會特別高，但是游泳的過程因為有水的浮力，所以對身體來說可能是一個減壓的過程**。水的浮力讓身體暫時可以不用支撐自身體重，對骨骼來說等於每週有幾個固定的時間可以減壓，長期下來造成骨密度更低（這也是為什麼我們會主張游泳選手要將大重量訓練納入長期的訓練計畫裡）。

　　諸多對於預防跌倒的常見介入方式裡，最沾得到邊的大概是「平衡感訓練」，畢竟從最簡單的邏輯來看，平衡感如果好，在跌倒發生之前，似乎還有那麼一絲絲逢凶化吉的機會。的確，人每天都會經歷許多姿勢失衡的時刻，年輕人不容易跌倒的原因之一，是在姿勢失衡發生之時到真正跌倒之前的這個轉瞬之間，能夠重新調整身體重心以及姿勢結構，讓跌倒可以免於發生。身手矯捷的運動員可能根本就讓這個過程發生於無形，一個運動員在奔跑之中突然踩到濕滑的地面，隨著優異的反應力和平衡感，可能只需要微調下一步要踏出去的方向，就可化解跌倒的危機。因此，從邏輯上來看，訓練平衡感對於預防跌倒來說的確值得期待。許多平衡感動作包括單腳站立、不穩定表面訓練、各式各樣的靜態姿勢訓練，以及緩慢地行走練習等等，都被當作可以提升平衡感的運動處方。

偏偏事情比大家想得要複雜許多，我們分成以下幾點來探討。首先，練習在靜態姿勢或移動中保持平衡，看似是一個預防跌倒的有效手段，但這樣的推論是基於一個假設，就是跌倒狀態的「反面」是平衡狀態，問題就在於這個假設可能忽略了一個重要的事實，就是跌倒之前會先經歷姿勢失衡的過程，一旦進入這個過程，你在穩定的姿勢站得有多穩已經無關緊要，此時重要的是「反應和反射能力」。假定一個人有能力穩定各種姿勢就可以避免跌倒，就好像以為下大雨的時候只要撐傘就不會淋濕一樣，是過度理想化的。因此，有能力維持穩定的姿勢仍不夠，還要能在姿勢失衡時有立即的反應動作。觀察缺乏運動的人，無論是年老或年輕，姿勢失衡之後如果來不及挽救，通常都是因為姿勢失衡之時，先進入一個肌肉緊繃、僵直，關節鎖死的狀態，這個僵緊狀態只要持續一瞬間，就可以讓人錯過挽救姿勢穩定性的機會，接著就會以一個固定而僵硬的姿勢直接跌倒。因此，能不能夠在預設的姿勢保持穩定性已經不重要，**重要的是在姿勢失衡之時要能夠反射性的「維穩」，而這需要不同的訓練方式才能達成**，通常至少需要包含動態的姿勢轉換訓練（例如坐姿轉換為站姿、站姿轉換為單跪姿、單跪姿轉換為俯臥、俯臥轉換為仰臥、仰臥轉換為坐姿等等），以及高速轉換步伐的能力，如此才稍微幫預防跌倒打下一些些最基本的基礎。

　　其次，不要忽略肌力在維持平衡裡面扮演的角色。許多人把

肌力與平衡感視為兩個互不相關的能力，這可能是肌力訓練在諸多平衡感訓練課程裡被忽略的主因，事實上，假定平衡感跟肌力無關，就好像假定汽車的操控性跟引擎的馬力無關一樣的謬誤。平衡感是由本體感覺的機制去感知目前身體所處的姿勢，然後利用運動神經去控制「肌肉力量」的增減以維持姿勢的穩定性。中老年人因為長期的靜態生活而導致肌肉量過少、體重過重或過輕，再加上骨密度低，成了跌倒骨折的高危險群。在肌肉量過少的情況下，很難期待肌力有怎樣精彩的表現，而在肌力不足的情況下，即使身體已經發出維持姿勢穩定的訊號，但是肌肉力有未逮，只好任由姿勢失衡到一個無法挽回的程度。

　　事實上，**肌力訓練本身就已經內建了平衡訓練的功能，尤其是在使用自由重量訓練的時候**。器械式訓練因為通常提供了固定的軌道且限制了動作幅度，因此對於平衡感的功能沒有什麼幫助。但是如果使用的是自由重量訓練，因為重物的移動路徑沒有任何額外的支撐或限制，因此必須由訓練者自身來「維持平衡」。例如進行槓鈴背蹲舉訓練時，在一個從站姿蹲到底，再從蹲到底的姿勢站起來的過程，最有效率的槓鈴移動路徑當然是一直線，但是這條直線沒有任何外力或軌道幫忙維持，全靠訓練者去「平衡」、去「支撐」，因此平衡感和支撐能力也同時被大幅度強化了，而且這個維持平衡的過程是可以循序漸進慢慢增加重量的，因此等於是在一個維持穩定的能力上逐漸提高刺激，帶來越來越

好的適應效果。如果可以利用各種功能性的動作（例如推、拉、轉、走等）進行重量訓練，則不但有肌力訓練的效果，連前面提過的姿勢轉換的效果都可以一併接收。

更重要的是，骨骼的密度是可以經由壓力而逐漸提升的。前面提過舉重和健力選手是具有較高骨密的的運動員，原因就在於他們長期接受壓力刺激，因此骨密度很高，但這個現象並非只有這些專項運動員才會發生，一般大眾包括**中老年人也都會因為持續接受壓力刺激而逐漸提高骨密度**。近年來針對這一點有許多新的研究，某些研究裡即使使用了相當糟的重量訓練手法，最終也都發現骨密度有提高的現象。總而言之，單純以平衡感的介入去避免跌倒是不足夠的，中老年人需要功能性的自由重量訓練。

低強度耐力

所謂的低強度耐力訓練，泛指慢跑、騎車、長泳等運動強度相對較低，但以延長運動時間來鍛鍊耐力的運動模式，主要訓練效果是提高心肺功能。值得一提的是，所謂的低強度，指的是這些運動相較於爆發型、衝刺型的運動來說，是強度較低的，但低強度不等於很輕鬆，事實上低強度疲勞是一種非常疲累的過程，人可以在低強度的狀態下長時間持續運動到虛脫。這樣的運動方式是一種身心的挑戰，在過去相當流行，美國早在肌力訓練蓬勃

發展之前，心肺訓練早就獨領風騷數十年。這樣的風潮在其他國家也處處可見，如今耐力型的項目如馬拉松、鐵人三項和各種越野賽，都成為風行全球的運動項目。

台灣的低強度耐力文化非常盛行，從小體育課就經常從跑操場開始。服兵役或接受各種團體訓練時，排成隊一圈又一圈的慢跑也是家常便飯。即使到了社會上，大型商業健身房裡，人最多的通常也是所謂的心肺訓練區，跑步機、原地腳踏車、橢圓機或划船機⋯⋯等，在熱門時段往往一位難求。許多人甚至把慢跑當成一種終身習慣，從年輕一直跑到老。

別誤會，我並不打算反對這一切，尤其在前面瘦身運動的篇幅裡，就已經透露出我們對耐力訓練的立場。但我們仍然要強調，在面對高齡化社會的失能問題時，如果要推廣一項運動來精準的解決問題，低強度耐力訓練的優先順序並非第一。換言之，**對於沒有運動習慣的人來說，低強度耐力訓練不是入門的好選項；已經長期從事低強度耐力訓練的訓練者來說，持續獨愛低強度耐力也不是一個好選擇，以下將分析這項建議背後的原因。**

在運動員週期訓練的過程裡，肌力訓練「先於」心肺訓練的觀念是越來越受到肯定。在沒有肌力基礎的情況下，直接進行耐疲勞式的訓練如慢跑、騎車、長泳等，通常都會伴隨著一些疲勞

性的損傷，這就好像一部老車尚未進行結構上的修復或強化，就急著開出去累積里程數一樣。最大肌力雖然在長距離耐力表現當下沒有明顯的貢獻，畢竟長距離耐力訓練過程中對抗的阻力並不大，速度也未達最高，因此最大肌力似乎有無用武之地的情形。但實際上最大肌力有一個重要的功能，就是在高反覆的耐力衝擊過程裡，將關節保護在合理的活動範圍內，即使在非預期的狀態下有外力衝擊（例如踩到不平的路面），**最大肌力也扮演了預防運動傷害的角色，事實上，最大肌力可說是運動傷害的最後一道防線。**

　　肌力訓練主要的效果雖然集中在對肌肉、骨質和神經系統的強化，但是其附加價值是可以帶來足以維持健康的心肺功能，因此無須擔心暫時沒有做心肺訓練會立即發生心血管疾病。人體在肌力訓練的過程中，會經歷狀態性的高血壓，使得心臟打血到工作肌群的過程遇到阻力，此時心臟必須更加用力打血，才能對抗阻力。所以，心臟在肌力訓練過程中，其實也在做心肌訓練，而這會在不改變心室容積的情況下，讓心肌變厚，心臟變「壯」。雖然這與心肺訓練的效果不同，但仍然是正面的效果。事實上，長期肌力訓練者罹患心血管疾病的機率也顯著比一般人來得低，因此暫時讓耐力型、分解型或心肺功能為主的訓練稍等一下，是不會有壞處的。有了好的肌力基礎之後，從事耐力訓練不但效率極高，且安全性也大大提高。

低強度耐力訓練作為中老年人運動訓練處方的主要問題，是將身體的適應方向嚴重導向分解型的方向。而如前所述，**分解型的訓練在對已經有肌少症危機的訓練者來說，很可能在減脂的效益得到之前，先行流失大量寶貴的肌肉**。即使最終還是獲得減脂的效果，卻也是一個得不償失的過程，再加上讓岌岌可危的骨質和軟組織去經歷高反覆的地面衝擊，潛在的損傷風險也是過高的。因此，在選擇抗老化的運動訓練方法時，低強度的耐力訓練並非選項。

趣味活動

趣味活動大概是最足以模糊焦點的運動訓練方式了，許多由政府機構或民間團體提供的中老年人運動課程，在運動處方上都還只停留在「身體活動」（physical activity）的階段，藉由許多炒熱氣氛的引導方式，為參與者帶來不少的歡樂。歡樂可以提高參與動機，可以維持持續參與，也可以忘記運動中的辛苦（如果這種運動會辛苦的話），但是，趣味經常被當成效果，導致真正重要的訓練目的被忽略了。

中老年人的肌力訓練有燃眉之急，肌力的退化會提高運動參與的難度，進而減少運動參與的意願，運動參與減少會再次降低肌力，這是一個一旦開始就會越來越嚴重的惡性循環，因此必須要在訓練初期就以盡量阻止退化為首要目標。要阻止退化，必須

要有足夠刺激強度，才會開始產生效果。所謂的刺激強度，在重量訓練裡就是壓力的大小，也就是訓練時所舉起的重量。雖然看起來違背常理，但是中老年人很可能是最沒有時間在低強度的輕鬆運動過程浪費時間的人。

　　以歡樂為主要目的的訓練方式，其實是鎖定了「運動」與「情緒」的劑量反應關係特性，雖然坊間的教練或運動指導員們未必知道自己正在利用這個特性，但是這個劑量反應關係的確是近年來運動心理學的重大發現。人在運動當中，隨著身體的能量消耗速率的不同，會有不同的情緒反應。在能量消耗速率低的運動過程中，會感覺到淡淡的正面情緒，那是一種輕鬆舒暢的感覺，不會覺得疲累，反而會覺得精神奕奕；當能量消耗的速率逐漸提高，也就是從談笑自若、呼吸順暢的狀態，變成開始有些呼吸急促的狀態時，人會開始進入一種複雜情緒，這種複雜的情緒因人而異，甚至同一個人也會有所不同。有些人會開始感覺到負面情緒，有些人仍然會持續感受到正面情緒，有些人則時而正面時而負面，這段運動強度爬升的過程，是充滿變化的。當運動能量消耗的速率極高，差不多就是要從些微急促的呼吸變得氣喘吁吁的時候，人會開始產生明顯的負面情緒，運動越激烈，情緒越負面。不過，到整個激烈的運動結束的那一刻，人會突然間從負面情緒解脫，進入一種反差極大的、暢快的正面情緒。這樣的現象雖然在比較晚近才受到科學家重視，但是在帶領運動的體適能老師、團康專

家或運動指導員的經驗裡都已經存在已久。

運動 VS. 情緒

　　情緒為何會有這種與運動強度連動的特性，目前科學家只能做理論上的解釋，運動心理學專家艾克凱克斯（Ekkekakis）認為，情緒來自於人的「認知」與「身體」兩個來源，而身體的情緒就像是人體內建的能量消耗速率表，在演化和生存競爭上扮演了重要的角色。在遠古時代的人類，過著艱苦的漁獵生活，每次遠行打獵都是一次生存競爭，在那個沒有餐廳，沒有旅館，也沒有醫院的時代，人體的能量消耗速率與生存息息相關。人在做輕度負荷的運動之時，身體會釋放淡淡的正面情緒，目的是為了讓人知道，此時此刻這種「低強度有氧運動」的能量消耗速率很安全，再走久一點也不會有危險。

　　當運動強度開始爬升，呼吸越來越急促，越來越喘，此時身體開始釋放負面情緒，這是不由自主的一種提醒，身體想要讓我們知道，能量消耗的速率正在加劇，必須要開始注意這個問題。不過，因為人的情緒來自於「認知」與「身體」的反應，因此當我們因為追逐獵物的快感、獲得食物的渴望，或是訓練者達到個人運動的目標……等，都會讓我們主觀上有著正面的情緒；但如果在認知上就有焦慮或反感，例如討厭運動、討厭流汗，可能就

會反應出很負面的情緒。這也就是為什麼在這個運動強度爬升的階段裡，運動情緒有著複雜的變化。

當運動進到真正的高強度區，也就是運動到氣喘吁吁，甚至有點上氣不接下氣的階段，此時人體大概正式進入了「高強度無氧運動」的狀態。人無法在這種狀態下持續太久，能量消耗的程度使人隨時會有力竭的危險，認知上的情緒已經無足輕重，高度的身體負面情緒像是警報器一樣，響得讓人渾身不對勁，目的是提醒身體一有機會就要趕快停下來。

很多人會覺得，這樣的敘述與他們的自身經驗不符，許多愛好運動的人甚至會認為，自己非常喜歡劇烈運動的感覺，在高強度運動過程中體驗到的應該是正面情緒。艾克凱克斯（Ekkekakis）的研究發現，會有這樣的錯覺，是因為運動結束後，立即會從高強度能量消耗的過程轉進低強度能量消耗的過程，因為運動已經停止，身體不需要再擔心能量消耗的問題，而從劇烈的負面情緒中解脫出來，**訓練者感覺到的是負面情緒消失與正面情緒來臨時的巨大反差，因此才會對劇烈運動留下暢快的回憶。**也就是說，我們感覺到的暢快，其實是發生在運動已經停止之後。

這樣的運動情緒心理變化，對於一般大眾或中老年人的運動有什麼意義呢？很顯然，在以製造歡樂氣氛為主要目的的運動課

程裡，運動指導員們都會刻意讓運動強度維持在低強度有氧的範圍。這樣的身體活動可以引發淡淡的正面情緒，而通常運動達到這個程度之後也就差不多該結束。在這樣的前提之下，有壓力的訓練、會喘會累的訓練和需要穿越負面情緒的訓練，都不會是主要的選項。因此，本來應該要為骨質疏鬆症和肌少症做點什麼的中老年人，會在參加過一個個要大家坐在椅子上拍大腿唱歌，或是甩甩手、甩甩毛巾，頂多再墊墊腳尖，然後跟著節奏動一動的活動，啟動正面情緒的能量消耗狀態，持續一小段時間，然後在負面情緒出現之前趕快停下來。這造成了中老年人「有運動」的錯覺，而且還可能是相當正面的經驗，然而真正有問題的肌肉和骨質被擱在一旁，以為已經不成問題。

若想要真正對長輩有幫助，開始引導他們做足以引發進步的訓練才是正途。

偽肌力訓練

與錯誤的運動相比，更危險的是一種「似是而非的運動」，而這種運動建議充斥在坊間和網路，甚至連號稱醫療或運動專業的人都可能會提供。時至今日，我們已經知道，**要與退化作戰，必須要能夠挽救身體不斷流失的有用組織和功能**，而這其中最根本的就是留住肌肉、骨質和神經系統的功能。肌肉、骨質及神經

系統可以透過重量訓練來提升，這個觀念已經不是新聞，不過，如果不加以深究，或是對於肌力訓練沒有任何一點點基本認識，很可能會以為任何形式的肌力訓練都是有效的。

這樣的畫面你一定不陌生，一群人勁裝結束，拉著五顏六色七彩卻薄如蟬翼的橡膠彈力帶在「練肌力」；或是一群中老年人，手裡拿著寶特瓶，坐在椅子上舉水瓶；或是穿著白袍、處處透著醫療專業氣息的專家，在網路上示範如何墊腳尖練腿力。這些都被稱為肌力訓練，但是對於抵抗老化、終身強壯，其實都沒有太好的效果。簡單來講，這些動作雖然有最基本的動態活動效果，但是因為缺少足夠的訓練強度和訓練量，所以充其量只是比靜態生活好一點點的動態生活型態而已。而動態生活型態是一個本來就應該要保持的生活習慣，不能算是一種有提升肌肉、骨質和神經系統功能的「訓練」方式。太低的刺激很快就會被身體的適應力追過，無法帶來進一步的效果，而且許多針對中老年訓練的課程，還會把仍然可以自行走動的長輩邀請到椅子上，坐著做輕鬆的運動，這在訓練刺激不但稱不上足夠，還有可能是「退階」的。

健身房裡的器械式訓練應該是最接近真實肌力訓練的方式，但也僅止於最接近，器械式訓練的功能很難健全，對於終身訓練來說不是一個夠好的選擇。所謂的器械式訓練，指的是健身房裡常見的那些一台一台的「專業」訓練器材，通常具有金屬剛冷的

外表，還有一些滑輪或槓桿結構，以及舒適的椅墊或靠墊，層層疊疊的金屬槓片和插銷系統讓舉起的重量可以輕易調控，固定的移動軌道讓動作幾乎沒有出錯的可能，而依照胸、肩、背、腹、腿、臂等訓練部位分門別類的設計，讓每一個部位都有專屬的器械，連健身的門外漢都可以在極短的時間掌握操作技巧。這樣的器材通常至少佔據了坊間健身房的大半場地，如果陳列整齊還會有數大之美，是許多商業健身房的重要軍備競賽項目。

這樣的器械如果數量夠多，既豪華又氣派，簡單難出錯的機械設計讓具備基本操作能力的人都可以擔任健身教練，引導只比他們晚幾天接觸到器材的人做訓練。

嚴格說起來，這樣的訓練的確比前面提到過的水瓶或彈力帶要有潛力得多，因為這樣的器械真的可以對人體加壓力（前提是如果健身教練允許的話，如果健身教練已經把人請到訓練器械上，卻又只允許人操作不痛不癢的重量，仍然不會有加壓效果，甚至還因為軌道固定，比彈力帶和水瓶訓練的動作控制效果還要糟）。但是，基於以下幾個理由，器械式訓練的主要效果僅止於補強，不適合當作長期的主要訓練。

第一個理由是關於器械式訓練的動作型態。肌力訓練最有效的作法，是依循著人體自然的動作（蹲下、站起、髖屈伸、跨步、

行走以及多方向的推與拉等等）。而人體自然動作裡，都依循了一個「中軸穩定，四肢發力」或是「近端穩定，遠端發力」的原理。人體的脊椎是一個高度複雜的結構，脊椎扮演了極重要的支持軀幹姿勢以及保護脊神經的重要角色，但是脊椎本身卻有高度的不穩定性，層層疊疊的脊椎結構只要稍有閃失，就有可能會傷及墊在脊椎之間的椎間盤，而椎間盤的突出或破損都有可能會危及附近的神經。這種情形可能會發生在用糟糕的姿勢舉起重量的過程。因此，人體會有一個保護機制，就是如果軀幹的中軸位置不夠穩固，想要做動作的肢體就會在力量上和活動度上受到限制。最有效的中軸穩定方式是先將脊椎調整到中立姿勢，然後再藉由調控呼吸來製造軀幹的穩定性，這也就是為什麼呼吸法會是大重量訓練的關鍵技術。為了避免過度的解釋導致離題，關於呼吸法的論述就暫時講到這裡，只要記得一件事就好：**中軸如果不穩定，四肢發出的力量是受限的。**

器械式訓練因為有過多的支撐結構和固定的軌道，因此訓練者無需做足了呼吸法才開始用力。或許在器械上推動較大重量的過程會因為本能而憋氣，但是各種椅背、墊背和支撐架的存在，讓中軸穩定性變成一個無需注意的問題。不注意中軸穩定性，其實就有可能沒有把脊椎的姿勢擺好，然後就著這個不理想的脊椎姿勢去推動重量。你或許會認為，器械式訓練的好處就是安全性，即使脊椎姿勢不佳，也會因為沒有任何壓力直接通過脊椎，所以

不會有危險。是的，從風險的角度來看，器械式訓練的危險性的確是很低的，但是如果我們從效果的角度來看，就會發現效果也是很低的。在無需穩定中軸的情況下，四肢的「發力許可」也只得到一點點，因此器械式訓練過程中，人體通常沒有舉起夠高的強度，因為穩定性的不足吃掉了部分的力量輸出。

　　除此之外，訓練器械大多是針對某個肌群做訓練，各種支撐或支撐結構通常就是為了分離出單一的肌群來承受壓力，其背後的理論是希望對單一肌肉的訓練效果極大化，訓練者只要慢慢的把針對不同身體部位的器械都操作一遍，理論上全身都練到了，就可以視為一個「全身訓練」。不過，這樣的假設忽略了一個重要的事實，就是人體的肌群在真實世界裡是互相協調用力的，在訓練單一肌群的過程中，缺乏其他肌群的協作或參與，會導致訓練的肌力受限，或是用力的方式脫離現實。如果再加上前面提到的中軸穩定性不足的現象，很有可能會讓訓練過程中舉起的重量變得又小、又沒有進步潛力。事實上同時具備自由重量訓練和器械式訓練經驗的人都有過相似的經驗，就是使用槓鈴的大動作如深蹲、硬舉、臥推、肩推等，有長達數年甚至超過十年的進步空間，但是卻很少有人在二頭肌彎舉機、伸腿機或俯臥屈腿機上有超過數週的進步效果，這樣的實務經驗凸顯了器械式訓練的限制性。

因此，許多人雖然已經走進了健身房，也開始養成重量訓練的習慣，但是由於選擇的模式過於受限，因此不會有長期的進步。**器械式訓練主要可以被應用在幾個時機，例如作為自由重量訓練的補強動作，或是當訓練者受傷無法從事自由重量訓練時，可以當作替代動作**。但是當訓練者還有足夠的能力操作自由重量時，器械式訓練的應用空間其實很小。有些器械式訓練為了彌補這一點，刻意讓器械可以模仿自由重量，不過既然是這樣，何不如直接選擇自由重量訓練呢？

　　想要讓人健康強壯一輩子，一定不能忽略肌肉、骨質和神經系統，而想要使肌肉、骨質和神經系統都獲得長期的進步，大肌群多關節且使用大重量的自由重量訓練才是首選。

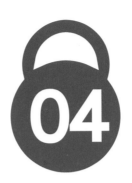

04

無可取代的最大肌力

肌力訓練中最重要的訓練目標

最大肌力訓練

　　談完了不對的訓練方式，接下來要來談談我們認為對的訓練方式了。所謂對的訓練方式，是針對身體肌肉，骨質，神經系統施予最主要的刺激物——壓力，而能夠完成這項任務的，是最大肌力訓練。在探討如何訓練最大肌力之前，我們來分析一下，為什麼最大肌力有著無可取代的重要性。

　　時至今日，我們仍然一天到晚在回答這個問題，就是：「肌肉力量真的很重要嗎？」「我只是要健康，有必要練力量嗎？」「我只想要身材好些，有必要練力量嗎？」「我不是舉重選手，我只想打高爾夫球，需要練力量嗎？」「我天生肌力不好，我最喜歡的運動是路跑，我還需要練力量嗎？」這些問題我們每年不斷地回答，每年不又不斷的被問，這樣的現象顯示出，大家對於力量的重要性仍然十分陌生，所以接下來要跟大家談談力量的重

要性。

　　肌力訓練的技術源自於競技運動的基礎訓練，就讓我們先談一談為什麼運動員需要肌力。傳統上許多運動員都認為肌力訓練是不必要的，甚至有些教練對肌力訓練抱持著負面的想法，認為肌力訓練可能會減低運動員的速度、爆發力甚至技術。現在我們已經知道，過去之所以會覺得肌力訓練對於運動表現有害處，是因為過去可能使用了錯誤的訓練方式，導致了負面的結果。近年來，肌力訓練的手法已經有了大幅度的改良，不但已經擺脫了過去的負面效果，對運動表現的正面效果也是相當卓著。

　　在以速度、敏捷度、爆發力為主要表現元素的項目裡，最大肌力自然有其無比的重要性，畢竟當力量強大的時候，推動自身的體重、迅速變換方向、從靜止狀態立即啟動等動作都變得較簡單。但是即使是在耐力項目或技術型項目裡，爆發力也都以潛在的方式大幅影響運動表現。許多人談到耐力，都只會聯想到在操場上一圈一圈慢慢跑的耐力，事實上，長距離耐力是諸多耐力表現的其中一種而已。

　　除了在田徑場之外，其他競技運動和真實世界裡發揮耐力的時候，通常都有一個力量門檻為前提，舉例來說，柔道、角力選手要有與對手拉扯拼搏的耐力，首先要知道「每一次」的拉扯對

於他們來說是輕鬆還是吃力，如果每一次拉扯都非常吃力，過不了多久就會開始感到體力不濟；如果每一次拉扯都覺得游刃有餘，激戰之後仍然會有很好的體力。日常生活中也是如此，想要把二十箱礦泉水放到車上，這個工作輕鬆與否，不是單看工作的總時間長短，而是要看每一箱礦泉水對你來說是輕還是重。如果每一箱都覺得很輕，則搬完二十箱頂多也只是出出汗；如果每一箱感覺都很重，則二十箱礦泉水會變成一個耐力大挑戰。從上所述可以看出，**肌力的大小，其實是會影響到耐力的表現的**。就算是沒有任何體外負重的長距離耐力項目，像是一萬公尺、馬拉松或鐵人三項，在心肺功能相同的前提下，還是肌力較強的選手有潛力表現得較好。

　　除了以上肌力訓練的功能之外，以最大肌力為中老年人的訓練目標，還有一些其他的好處。首先，最大肌力是諸多肌力形式（最大肌力、爆發力、肌耐力等）當中，進步幅度最大的。從運動科學的經驗裡得知，當最大肌力不變的情況下，不斷訓練爆發力，或是不斷訓練肌耐力，都很容易在短期之內到達一個瓶頸，也就是說，**長期的爆發力訓練其實跟短期爆發力訓練效果不會差太多，長期的肌耐力訓練跟短期的肌耐力訓練效果差異也不大**。假如不提高最大肌力，只不斷的針對爆發力或肌耐力做訓練，通常都會在幾週內就很難繼續進步。但是，如果訓練以最大肌力為主軸，則最大肌力會有數年的持續進步空間。事實上，當爆發力

或肌耐力到達瓶頸的時候，如果暫時轉移目標，先花一段時間提高最大肌力，當最大肌力提高以後，很可能會有下一波爆發力或肌耐力的進步。雖然高水準的爆發力或肌耐力都需要一些天分，但即使是對天分好的人來說，高水準的最大肌力仍然是提升爆發力和肌耐力的重要途徑。這樣的現象顯示，**最大肌力其實是爆發力和肌耐力背後的基礎能力**。對於中老年人來說，退化是一個長期發生的過程，需要一個能夠長期進步的訓練方式來抵擋退化，而最有潛力的方法，就是針對身體最基本的力量形式──最大肌力進行訓練。

停練的影響

最大肌力還有另外一個好處，就是最大肌力有比較好的保留效果，用白話文來說就是有較長的保存期限。從競技運動的經驗裡發現，在長期的運動訓練過後，人體會產生肌肉、骨質和神經系統向上適應的現象，肌力、爆發力、耐力、運動技術和戰術等都會有明顯的進步。維持數年的規律訓練，可以讓人的運動能力遠遠超過無訓練的狀態。若是因為一些不可抗力，暫時無法規律訓練，甚至在更不理想的狀態下，必須停練數月甚至數年，身體的諸多運動能力都會因為停練而逐漸退步。

爆發力對於停練非常敏感，幾天之內就不會是最佳狀態，幾

週之後可能就回歸非訓練狀態了。耐力或許可以撐得久一些，但是在數個月的休息狀態之後，可能稍微動一下就覺得手酸腳軟氣喘吁吁。但是，**最大肌力雖然會退步，卻不會退回無訓練狀態**，事實上，除了技術和戰術這種一半生理一半心智的能力最不容易倒退之外，最大肌力大概是最保值的一種能力。許多停止選手型訓練幾年的力量型運動員，即使力量不在巔峰，仍然遠遠高於自己無訓練的狀態，也遠遠高於一般人。因為，最大肌力在提升的過程當中，有著大量的「結構性改變」，例如增大的肌纖維和增高的骨密度等，這些結構性的改變是很難逆轉的，一旦已經發生，就可以持續存在很久。

最大肌力還有另外一個好處，就是在進行循序漸進的最大肌力訓練過程中，必須要經常經歷全身力量總動員的努力狀態。這種狀態讓人的身體和心理都接受到極限邊緣的挑戰，不必擔心這樣的狀態會有害。有害的是糟糕的課表，不是全身力量總動員本身，如果是以循序漸進的方式達成，這樣的訓練一點都不危險。全身總動員的好處是，可以學習身體在高壓力之下的姿勢控制，這對於日常生活中的各種身體活動來說是非常有幫助的。包括年輕訓練者在內，許多人都有這樣的經驗，就是即使已經替自己安排了規律的運動，卻仍然在日常生活中發生閃到腰扭到腳之類的意外，撇開外力導致的意外不談，其實**許多日常生活的大小損傷都跟糟糕的姿勢控制有關。最大肌力訓練在過程中教會人守住中**

軸穩定性，然後再移動身體。中老年人在日常生活中完全可以使用一樣的動作習慣來過日子，遇到重物的時候自然而然知道要穩定中軸，如此便能減少很多大小意外。

　　人體的各種運動能力，都可以受益於最大肌力的提高，換言之，**要提高人體運動能力，先提升最大肌力是最有效率的訓練方式**。最大肌力訓練不是一個在重量訓練室裡一邊狂叫一邊拼命在槓鈴上加重的訓練，而是一個符合科學的、有計畫的長期訓練模式。

　　最大肌力訓練讓人可以用安全的姿勢，對著身體實施漸進式超負荷的重量訓練，使肌肉、骨質和神經系統都持續向上適應，這樣的過程應用在中老年人身上，可以逆轉老化和靜態生活造成的諸多退化現象，讓身體的功能可以持續被保存甚至增進，這才是面對高齡化社會的關鍵技術。

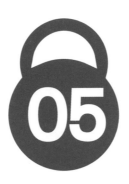

05

關鍵閾值

肌力訓練的最低有效強度區觀念

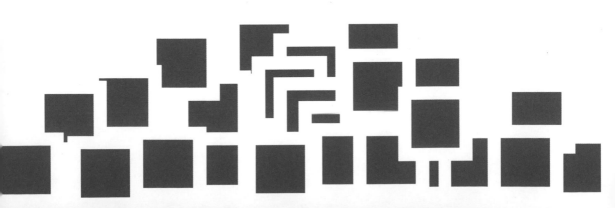

疲勞度 VS. 訓練強度

　　肌力訓練可以讓人變強，可以提升肌肉、骨質和神經系統的結構和功能，也可以逆轉老化過程中常見的退化或失能現象，這樣的觀念已經讓不少人當作口號，在網路上大量製作圖文並茂的文章，以增加點閱率。但是，在為數眾多的網路文章裡所提供的訓練方法，都讓許多有訓練背景的運動專家搖頭，這些文章或許是為了討好讀者，所以盡量選擇輕鬆愉快的活動；或許是為了隱匿專業教學很昂貴的事實，因此常介紹一些自己在家動一動就好的招術；又或者是因為有些作者其實根本就是訓練科學的門外漢，所以寫出了大錯特錯的文章而不自知，導致許多人對於肌力訓練的觀念有很深的誤解，而其中一個最致命的錯誤，就是不知道肌力訓練有所謂的「關鍵閾值」存在。

　　許多人都以為，只要有肢體動作的都算是運動，只要會產

抗老化，你需要大重量訓練

生酸痛的都是訓練，甚至有很多人以為「疲勞度」等於「訓練強度」，這是非常嚴重的誤解，因為這樣的誤解等於漠視了科學化肌力體能訓練裡最重要的「劑量反應關係」。好的，在我用硬梆梆的專有名詞催眠到讓你打瞌睡之前，讓我先說明一下什麼是疲勞度，什麼是強度，什麼是劑量反應關係。

　　疲勞經常是訓練的副產品，換言之，即使是正確的訓練也會造成顯著的疲勞。但是反過來說，並非有疲勞就一定有訓練效果，因為疲勞是一個多面向的東西。我們可以從很多地方獲得疲勞，身體勞動、工作壓力、環境壓力等等，很多疲勞甚至跟身體活動無關，例如幼兒吵鬧，夫妻吵架等等，這些令人心力交瘁的事情，都不會促成肌肉、骨質和神經系統的向上適應。同樣的，用沒有強度的運動方式，大量操作之後達到疲勞效果，得到的也只是「低強度疲勞」而已。忍受低強度疲勞或許可以算是一種低階的耐力表現，但是對於抗老化過程中必須正面對決的肌肉流失、骨質疏鬆和神經系統退化來說，並沒有明顯的助益。

　　所謂的強度，指的是一個訓練刺激占身體最大能力的百分比。比方說，一個人背蹲舉的最大肌力是 200 公斤，則一個 180 公斤的訓練可以算是90%的強度，170公斤的訓練等於是85%的強度，160 公斤的訓練可以算是 80% 的強度。你可以繼續演算這個小學程度的數學題，不過真正的重點是，訓練的強度，代表的是一個

刺激對訓練者來說到底有多強，有多刺激，是 90% 的刺激，還是 5% 的刺激。這一點非常重要，因為訓練效果，大幅受到訓練強度的影響，更具體來說，要抵抗老化過程的肌肉流失，至少需要大約 65~85% 以上的訓練強度，要刺激骨密度提高的強度也大約在 70~80% 左右，而要提升神經系統的徵召能力，更需要 85% 以上的高強度訓練。用最白話的方式來講，「要提高肌肉、骨質和神經系統的結構和功能，輕鬆運動是無效的」。以下就分別從肌肉、骨質和神經系統三方面來說明訓練強度的重要性。

肌肉量的訓練強度

老化的過程當中最明顯的就是肌肉量流失，流失的量如果過大，會達到所謂的「肌少症」（sarcopenia）的程度。肌少症有許多的壞處，其中包括代謝方面的問題和身體功能方面的問題。在代謝方面，因為肌肉是代謝旺盛的組織，因此流失肌肉等於是在代謝方面的一種退步，許多跟代謝有關的慢性病機率也會逐漸提高。在身體功能方面，因為肌肉的流失，所以日常生活中維持姿勢、產生動作、從事有體力負荷的活動等能力都會逐漸降低。肌肉的流失，也會伴隨著骨質的降低，因為骨密度也是因應著外在壓力決定要提高還是降低，而肌肉的強力收縮是骨骼壓力的來源之一，因此缺乏肌肉收縮的人，通常也逐漸流失骨質，這在更年期後的女性尤其明顯。

快縮肌纖維／慢縮肌纖維

說到這裡很多人可能還是不太明白，就算是為了對付肌少症，我們用一般的運動難道就鍛鍊不到肌肉嗎？原地踏步、拉小彈力帶或是舉水壺，舉得次數多了，不都會感覺手臂熱呼呼的很過癮嗎？為什麼這樣不算是對肌肉的一種刺激呢？為什麼一定要扛起大重量來壓自己呢？要回答這個問題，必須從肌纖維的「種類」說起。人的肌纖維雖然有很多種，但粗略地可分為快縮肌纖維和慢縮肌纖維，快縮肌纖維的特性是力量大、收縮快，且無氧能力強，但耐力較差；慢縮肌纖維的特性是力量較小、收縮較慢，但有氧能力優異。

人體在使用力量、產生動作的時候，肌纖維參與工作的方式依循了一個稱作「大小原則」的規律，用非常粗略的方式來說，就是當肌肉只對付微小的阻力的時候，慢縮肌纖維出來工作就搞定了，無須動用到快縮肌纖維，但是如果對抗的阻力很大，或是動作的速度非常快，此時就會動用到快縮肌纖維了。所以，用最簡單的方式來說，唯有夠大的重量或夠快的動作，才能充分訓練快縮肌纖維。

訓練快縮肌纖維為什麼這麼重要呢？因為**老化的過程主要流失的是快縮肌纖維，這也就是為什麼外表看似健康的老年人，可**

以慢慢的走路，甚至也可以慢跑，但是如果想要做些比較快的動作，就會感到相當吃力。快縮肌纖維的流失，讓人失去做快動作的能力，也讓人失去大部分的力氣，直接影響了人體的運動能力。因為凡事都變得吃力，因此不自覺地開始避開日常生活中比較需要用力的事情，例如爬樓梯、搬重物以及從事運動。這樣的少動現象會更進一步加劇肌肉的流失。既然日常生活中只需要用到小力量、慢速度的動作，則大而無當的快縮肌似乎就沒有維持的必要。這樣的現象並不會自動停止，因為慢縮肌與快縮肌一樣都會流失，只是以不同的速率發生而已。因此，肌少症最終有可能嚴重到讓人連從坐姿站起都感到吃力。如果不覺得這是危機，以為老了就要多休息，進而進入久坐的生活型態，這樣一來不但失去的肌肉量和肌力可能一去不返，連身體的其他機能都會劇烈下降。

　　快縮肌纖維功能強大但卻又容易流失，怎樣的訓練方式可以維持甚至提升快縮肌纖維的肌肉量和功能，就變成一個重要的議題。而根據肌力訓練科學的發現，「刺激快縮肌纖維的有效方式之一是對抗大重量，而 85% 以上的強度區是一個有效的刺激」，也就是說，在一個訓練動作裡，如果長期採取的重量未達最高強度的 85%，很難有效刺激快縮肌纖維。這是一個相當高的比例，許多運動參與者一年到頭也沒進過這個強度區，而非針對肌力而做的訓練例如慢跑、健走、爬山，就算做到非常疲勞，也很難有任何一步是有足夠強度的。雖然訓練不是只有針對快縮肌纖維，

慢縮肌纖維的訓練也有其必要，因此訓練經常要跨越較大的強度區（例如：65% 至 95% 的強度區）。但是若不想獨漏了最重要的快縮肌纖維，就必須要有效刺激快縮肌纖維的訓練方式，而漸進式超負荷的「大重量訓練」是最有效果的方法。

有些人認為，既然肌纖維在動作當中依循著前面說過的「大小原則」，那麼當我們用小重量做非常高反覆的次數，是否可以讓慢縮肌纖維先力竭，逼迫快縮肌纖維開始參與運動呢？如果是，是否就表示其實低強度高反覆耐疲勞的訓練，也會刺激到快縮肌纖維呢？事實上，快縮肌纖維的確有可能在慢縮肌纖維力有未逮的時候開始出來幫忙，但是，因為工作型態是低強度高反覆的關係，所以快縮肌纖維出來幫忙的方式，是以模仿慢縮肌纖維的方式在工作，而這是一個讓快縮肌纖維失去原本特性的過程，即使鍛鍊有效，也不是讓快縮肌纖維變得更粗壯，更強而有力，而是變得更有耐力，其過程甚至可能包含了流失一部分的肌肉量來換取能量輸送的效率。從經驗上來看，完全只用小小重量的訓練法，根本很難練出大力士。

當然，這種高強度訓練對很多人來說會感到難以置信，「長輩只是運動一下你居然說要高強度」「醫生說散步就好」「公園有老人甩手團」「大重量訓練太危險」「會害老年人長不高」，我們只能說，這些誤解和批評其實都會在專業教練的指導之下逐

漸明朗，訓練者會發現大重量訓練是一個安全而穩健的過程，強壯的效果更會讓任何年齡性別的訓練者為自己的能力感到驕傲，進而對訓練上癮，這是一輩子最好的癮，會帶來許多幸福。

骨質的訓練強度

針對骨質的訓練也有另外的劑量反應關係。人體的骨骼和肌肉一樣，也是會新陳代謝的，舊的骨質會流失，新的骨質會被建立，而調控流失和建立的比例因素之一，就是壓力。根據研究和實務上的觀察，**要提升骨密度，需要對骨骼施予超過關鍵閾值的壓力，而這個關鍵閾值，依照美國國家肌力及體能訓練協會的建議，是骨折壓力的十分之一以上**。換句話說，一個壓力要足以讓骨骼感到「有危機」，人體才會開始建設更強健的骨骼。當然，我們不需要壓斷每根骨頭去測得所有的骨折壓力，然後再把得到的數據除以 10，才能寫得出訓練課表。目前已知大肌群多關節動作（如深蹲、硬舉等）的 10RM（最多能夠連續做 10 次的重量，大約是最大肌力的 75%）以上的重量，都有強化骨骼的效果。值得一提的是，這個重量並不輕，對一個深蹲 200 公斤的人來說，150 公斤以上的訓練才稱得上有效果。日常生活中很難經歷這樣的重量，而甩手、拍大腿或躺著舉腳之類的動作，也都距離深蹲 10RM 的壓力甚遠。

除了壓力要夠之外，壓力的方向也影響了訓練的效率。研究顯示雖然只要肌肉在收縮，其實就已經開始對附近的骨骼加壓力，但其中要以與長骨同方向的壓力最為有效。因此，對於大腿骨來說，深蹲的效果就優於器械式的坐姿伸腿訓練，對於手臂來說，大重量臥推的效果就優於二頭肌彎舉。

　　除此之外，壓力對骨質的刺激，還有「部位的特殊性」，這句話說起來很拗口，其實就是「想要刺激哪個部位的骨質，就把壓力壓在哪個部位」的意思。針對手臂的訓練只會刺激手臂的骨質，腳部的骨質不會自動跟著進步；針對腿的訓練只會刺激腿部的骨質，不會自動提高脊椎的骨密度，我想我不需要舉更多的例子，大家就可以明白這一點。道理雖然簡單，但是背後卻有重大的意義，因為許多骨質疏鬆或骨折的好發部位，就必須成為訓練的重點。而常見的骨質疏鬆部位，包括了脊椎、骨盆、大腿骨和手臂，要包含這些部位又要盡可能承受大重量，則器械式或單關節的訓練效果會稍嫌不足。臥推、深蹲、硬舉、肩推以及其變化動作等，才能更有效的強化骨骼。

　　綜合以上所述，其實最後還是歸結到我們一直以來所抱持的觀點，就是**訓練應該要以「大肌群多關節的人體自然動作為主，並且施予漸進式超負荷的壓力刺激，以達到最大肌力進步的效果。」**

神經系統的訓練強度

　　神經系統的向上適應發生在肌力成長的兩個不同時期。雖然實際情形會有個別差異，但是大致上來說，在肌力訓練最初的時候，肌力會有明顯的進步。這個過程大約是初學者蜜月期的初期，即使沒有明顯的肌肉生長現象，人體的外觀也還沒開始明顯變壯，但舉起的重量就會一次比一次還重，因為在這個過程中，肌群間的協調性不斷地提高。所謂「肌群間的協調性」，指的是肌肉在對抗重量的過程中，各自扮演好自己的角色，而且學著互相幫助其他肌群的一個過程。前面提到過，人體的肌群在舉起重量的過程中，並不是全部都一起用力收縮的（如果是的話，造成的結果是一個僵直不會動的姿勢而已），有些肌肉扮演作用肌的角色，有些肌肉扮演拮抗肌的角色，有些肌肉扮演協同肌的角色，有些肌肉用來穩住身體姿勢。這些肌肉之間互相協作的過程，類似一個競賽中的運動團隊，或是一個正在演奏的交響樂團，沒有任何一個個體是唯一重要的，卻也沒有任何一個個體是不重要的。所謂的表現，是所有個體的整體表現，而達到最佳表現的方法，是讓所有個體各司其職，互助合作，肌群間的協調性即是如此。值得一提的是，肌肉間的協調性不會在動作學習完畢之後就停止進步，隨著重量越舉越重，更細膩的進步還是會繼續發生。

　　在肌力進步一段時間之後，很快就會發生肌肉生長現象，這

是因為身體感覺到需要對抗的外力太強，必須提高肌肉的質量，這個部分前面已經提過，暫且略過。以下要探討的是，在肌肉生長一段時間之後，肌肉量的增加會逐漸趨緩，不會永無止境的提高。但是，訓練者很快就會發現，肌肉量停止增加時，肌力並不會就此停滯。事實上，在肌肉量停止增加之後，肌力還有巨大的潛力繼續提高，而這個部分的進步，主要是因為肌力進步的另一個機制，是神經系統動員運動單位的能力持續提高，我們稱這個現象為「肌肉內的協調性」。

人體的肌肉裡有大量的運動單位，所謂的運動單位，就是一條神經和其所支配的肌纖維，當人體在對抗小的阻力的時候，只會動用到部分的運動單位（通常是一些力量較小的小單位），但是在對抗大重量的時候，就必須持續提高動員的能力，讓大量的運動單位同時出來工作。因此，大重量訓練的一個重要的效果，就是提高人體對運動單位的徵召能力，而要達到最有效的徵召效果，就是要盡量提高訓練的強度。**一般來說，最大肌力 85% 以上的強度，才算是高強度訓練，高過這個界線，才會大幅度地刺激身體強力動員運動單位的能力**。這並不表示我們做的每一下肌力訓練動作都要這麼重，但是要注意，訓練過程中要能夠經常規律的「入侵」高強度區，才能夠獲得這些效果。

肌肉、骨質和神經系統，是老化過程中主要發生退化的地方，

要**想藉由運動訓練提升肌肉、骨質和神經系統，就要採取夠高的訓練強度**。針對肌肉、骨質和神經系統的刺激，有各自的關鍵閾值，也就是訓練開始有效的強度，從上面的論述可以看出來，這些強度區都不低，不是自己隨便動一動就可以達到，而是需要專業的指導和回饋，才能安全地逐步達到夠高的訓練強度。缺乏專業教練的引導，訓練不是流於低強度疲勞，就是變得風險過高，不會達到理想中的訓練效果。

人體自然動作原理

如何在安全的情況下接受高強度訓練

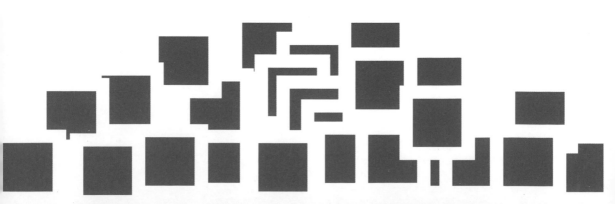

什麼是人體自然動作原理？

　　人體自然動作，不是一些既定的動作，也不是一套固定的姿勢，而是依循著人體自然規律所產生的動作。所謂的人體自然動作原理，必須要從一些拗口的專有名詞著手，以下會介紹幾個肌力及體能訓練圈子的專有名詞，藉著對這些專有名詞的說明，來描述整個人體自然動作的概念。包括：活動度、穩定性、交互作用、反射回饋和相鄰代償。

　　要探討人體的動作之前，首先要從關節的功能來探討，畢竟**人體的動作，是由肌肉的收縮力量牽動骨骼的槓桿，最後在關節產生動作，而全身整體的動作，就是所有關節動作的結果**。一群關節在一個人體的完整動作裡扮演的角色雖然複雜，但如果我們從最實用的角度，觀察每一個關節單獨的功能，會發現關節其實只提供兩種不同的功能，就是「活動度」（mobility），和「穩

定性」（stability）。

　　所謂的活動度，指的是關節可以「動」的能力，可以隨心所欲的把手臂高舉過頭，是好的肩關節活動度，如果有五十肩、肩夾擠或是肌腱韌帶拉傷，導致手無法順利高舉過頭，則會造成肩關節活動度不足。所謂的穩定性，指的是一個關節可以「對抗不想要的動作」的能力，譬如深蹲過程中保持剛性的軀幹，使脊椎全程保持在中立姿勢，表示有夠高的脊椎穩定性。其他如彎腰提重物、跨步、轉跨及行走的時候，如果隨著身體其他部位的移動，脊椎也跟著產生危及姿勢或安全的晃動，則視為缺乏穩定性。

　　我們再更進一步分析活動度和穩定性這兩個概念，會發現他們各自都還可以再細分成更細的概念。一個關節活動度不足的動作，可能是由兩種不同的情況所導致的，一種情形是關節周邊的組織（肌肉、肌腱和韌帶等）缺乏柔軟度，這種組織僵硬緊繃的情形會讓關節變得卡卡的，無法舒展開來。另外一種情形是關節周邊控制關節活動度的肌肉失調，例如作用肌無力，或是肌肉不由自主的收緊，這兩種情形就像是油門無力或是煞車過緊一樣，都會導致關節活動度受限。

　　在穩定性方面，也有兩種不同的情形會導致穩定性不足。身體展現穩定性的方式有兩種，一種是將身體部分或全部的肢段定

住不動，稱為「靜態穩定性」，一種是在移動當中保持自己所想要的速度，稱為「動態穩定性」。舉例來說，一個人能不能在深蹲低點的姿勢保持固定不動，這稱為靜態穩定性。在深蹲的過程中，要將脊椎保持在中立姿勢，同時讓髖關節、膝關節和踝關節做大幅度的動作，則下肢就必須要有足夠的動態穩定性，脊椎也必須在下肢有動作的過程中保持自身的穩定性。脊椎的穩定性如果不足，會發生脊椎與下肢連動的現象，導致在運動過程中脊椎產生多餘的晃動，提高運動傷害的風險。在下肢方面，如果在移動的過程中沒有維持足夠的動態穩定度，就會發生歪斜、失速或抖動等情形。

　　理解了活動度和穩定性的基本定義，我們就要來探討他們在人體動作上發揮的功能。所謂好的、自然的人體動作，其實就是每個關節、每個肢段都在這個動作裡扮演好自己的角色，該動的就動，該穩的就穩，如果每個關節在動作中都能各司其職，那就會一片祥和，天下太平。當然，如果只解釋到這裡，等於是一篇不折不扣的廢話，頂多就是把問題重新描述一次而已。實際上我們知道，在思考如何進行長期有效的肌力訓練時，我們對每一個關節的活動度和穩定性有一定程度的合理期待。這樣的期待無需援引精密的解剖生理學知識，也未必需要複雜的生物力學分析，人類早在長期大量的訓練經驗裡，歸納出有用的經驗法則，畢竟人體可以做出的動作千變萬化，但我們無須對著無限多種動作加

壓力，而且有許多動作是沒有負重潛力的，因此，我們只需要利用歸納的方式，尋求「有負重潛力的人體自然動作」來進行訓練即可。

從重量訓練的歷史經驗我們知道，對於一個健康成人的身體，我們可以合理期待的上肢動作包括「上肢水平推」「上肢水平拉」「上肢垂直推」「上肢垂直拉」，下肢則包括了「推（蹲）」「拉（髖屈伸）」「轉（轉跨）」和「走（單腳支撐及重心轉換）」的能力。這些動作看似簡單，背後需要各個關節適時地提供活動度和穩定性，並且以交響樂等級的協調性來進行控制，才能夠完成外表平淡無奇的動作，所以說人體是一台世界級複雜的機器一點都不為過。

人體的自然動作，是由各個關節各自扮演好穩定或活動的角色所達成的，前面提到當活動度和穩定性都不成問題時，人體可以開開心心的追趕跑跳。但是如果要對著人體進行長期的大重量訓練，我們必須要有憂患意識，我們要誠實地問一個問題，那就是：

如果關節的活動度或穩定性不足，會發生什麼事？我們又該怎麼辦？

我們先來探討，當關節穩定性或活動度不足的時候，會發生什麼事。從表面上來看，哪一個關節穩定性不足，我們應該就會看到關節在動作當中發生多餘的動作，簡單講就是「穩不住」；如果是哪個關節活動度不足，我們應該就會在動作當中看到這個關節「打不開」。畢竟，這就是活動度和穩定性的定義，不是嗎？但是實際上有個關節發生活動度或穩定性不足的時候，情況卻變得有點複雜。因為，人體自然動作是一個有大量肌群和關節參與的「系統」，系統裡的一個環節出錯，不表示這個錯誤只會停留在這個環節之上，系統運作的機制包含了各種連鎖反應，會讓局部的問題像蝴蝶效應般影響到系統的另一個角落，而這是十分複雜的一個過程。

不過，好在有大量的訓練經驗讓我們知道，這些連鎖反應雖然外表散亂，實際上仍然依循著某種規律，掌握規律就可以推導出修復的方法。人體各個關節之間互相會有「交互作用」，也就是說，每個關節都會直接或間接影響其他關節。關節之間的交互作用，其實是一個活動度和穩定性之間的交互作用，而這個交互作用，依循著「反射回饋，相鄰代償」的規律進行著。

反射回饋，相鄰代償

所謂的「反射回饋，相鄰代償」，指的是一個關節如果有活

動度或穩定性不足的問題，身體會在無須思考的反射性回饋過程，自動讓相鄰的關節代償其所缺乏的功能。舉例來說，一位腳踝受傷的運動員，為了避免二次傷害，因此在運動前利用堅韌的繃帶將腳踝貼紮固定，這樣的做法雖然確實為腳踝提供了某個程度的保護，但是也同時減低了踝關節的活動度，當運動過程中需要踝關節活動度的時候，踝關節已經被繃帶紮緊，無法提供活動度，但身體為了讓原先設定的動作能夠遂行，因此不加思索的將踝關節活動度的需求「轉嫁」到膝關節去。因此在做任何動作的時候，膝關節都必須多付出一些活動度，以彌補踝關節活動度的不足。

這樣的現象發生在反射層次，運動員本身若不刻意感受，可能會渾然不知，但是偏偏這樣的過程可能為膝關節帶來更高的耗損或受傷風險，過不了幾次訓練，運動員可能就開始覺得，不只是踝關節需要貼紮，膝關節也開始隱隱作痛，可能也需要一些護具的保護和支撐了。

這是反射回饋和相鄰代償的一個簡單例子，從這個例子我們可以做出幾個推論，第一就是，如果問題的源頭夠嚴重或夠持續，相鄰代償的現象可能不僅僅影響離自己最近的關節，一個又一個關節發生多層次的代償是很有可能的。其次，一個關節的活動度和穩定性不足，就足以引起身體其他部位的代償現象，如果未察覺此問題，就直接用處處代償的動作進行重量訓練或是運動訓練，

這將會讓身體有多處關節遭遇過高的耗損或受傷風險。因此，在進行重量訓練時，確保人體自然動作健全，確保沒有活動度和穩定性異常的現象，並且在發現異常時有立即處置的方法，是體能教練的核心技術。

什麼動作適合大重量訓練？

在一波又一波的健身熱潮裡，被拿來運動的動作簡直成千上萬，有些動作從古到今都一直存在，有些是為了修改舊的缺點而產生的新動作，有些純粹是商業考量或品牌競爭而產出的噱頭，更有些是完全不懂運動的人在亂動，這樣的現象讓「動作選擇」變成一個很頭痛的問題，就是面對這麼多的動作，我們應該要把訓練時間「投資」在哪些動作上呢？

面對這樣的問題，從我們最終想要的目標回頭看，就可以訂出篩選動作的大原則。如果這本書看到這裡，您還不知道**訓練的最終目標是「長期提升最大肌力」**的話，麻煩您回到第一章重新看起。不過我知道大多數的人懶得翻回去，所以我在這裡用最簡單的話講完：**唯有長期以提升最大肌力為目標的訓練，才能最有效的刺激肌肉、骨質和神經系統，提升人體運動表現能力，並且對抗退化**。這是一個長達數十年的過程，從開始就要持續一輩子，因此需要選擇最有進步潛力的訓練動作。

要達成這樣的目標，經驗上發現有幾個重要的原則可以依循，找到最適合的訓練動作，且在長期訓練中如果必須使用變化動作，也可以依循一樣的原則。這些原則包括：**「符合人體自然動作原理」**、**「具有大負重潛力」**、**「盡量讓多肌群多關節參與」**、**「使用充足的動作幅度」**以及**「具備適當的進階和退階」**。雖然不見得有那麼多理想的動作同時符合所有的原則，在所有原則都得滿分，但是至少在理解原則之後，我們可以依照訓練者的需要去選擇最適當的訓練動作。這些原則雖然未必來自於高科技精密儀器的實驗結果，也未必有諾貝爾獎背書，許多是來自訓練領域的經驗法則，但是，這些原則都具備一定程度的邏輯性，以下就這些原則及背後的邏輯一一說明。

符合人體自然動作原理

依循人體自然動作原則的原因與「訓練安全」和「訓練效果」有關。依循著人體自然動作，表示訓練的動作就是人體「原廠內建」的動作，對著這些動作加壓力，不會因為違反先天的設計而導致運動傷害。在訓練效果方面，人體自然動作讓訓練所獲得的肌力可以直接應用在日常生活或運動場上，這背後的原因一部分是來自於潛在的動作相似性，一部分來自於訓練效果的遷移性。

使用人體自然動作做肌力訓練，會發現其實日常生活中有許

多動作也是如此完成的。從地上提起重物與硬舉的高度相似性就是一個最簡單的例子；而推或拉重物、將物體高舉過頭，或是在不同的環境如樓梯、斜坡和平地移動自身體重，都是各種人體自然動作的應用。這些動作在肌力訓練中得到強化，在日常生活中自然更得心應手，這是在肌肉、骨質和神經系統獲得進步之外的重要附加價值。

肌力訓練可以使相同的動作模式力量提高，這一點應該是無庸置疑的，但肌力訓練是否也可以讓不同的動作模式力量提高，這一點經常受到外界質疑。不過關於這一點，經驗和研究已經一再證實，肌力訓練可以提高不同動作模式的力量表現，這個現象叫作「遷移效果」（transfer）。具有高度遷移效果的訓練常被稱為「功能性訓練」（functional training）（雖然如今功能性這三個字被各種不同陣營做了多種不同的解釋，因此是一個容易造成混淆的名詞）。

即使運動場上的動作再怎樣的千變萬化，在絕大多數的動作裡，肌肉都是在自然的範圍裡收縮，讓關節在自然的狀態裡移動，而不同的運動技術其實也只是各種自然關節功能的排列組合而已。舉例來說，無論是跑步、游泳、踢足球還是練跆拳道，人的膝關節絕大多數的時候都只做「屈曲」和「伸展」兩個動作，因此屈膝和伸膝就是針對膝關節最好的訓練方式。而腿的屈肌群和

伸肌群是在一個互相協作的狀態下進行動作，不是單側用力、對側完全放鬆的狀態下動作，因此槓鈴背蹲舉及其系列動作的效果，就會優於屈腿和伸腿的器械式訓練。

因此，所謂的尋求人體自然動作當作重量訓練動作，其實就是去找尋有負重潛力的簡單動作，這當然是一個漫長的歸納過程。許多動作在經過大量的嘗試之後，從經驗上被判斷是否有成為大重量訓練動作的潛力，是否能夠帶來長期的進步，是否能夠有好的遷移效果。這樣去蕪存菁的過程，最終留下了以下幾大類動作：上肢水平推（如臥推）、上肢水平拉（如划船）、上肢垂直推（如肩推）、上肢垂直拉（如引體向上）、下肢推（亦稱為蹲系列動作）、下肢拉（亦稱為硬舉系列動作）、轉跨、負重行走。其中轉跨動作較常用於需要轉體爆發力的競技運動員，與本文的關聯較低，因此略過討論，後面會有更多篇幅探討適用於中老年人的上肢水平垂直推拉動作、蹲系列動作、硬舉系列動作和負重行走系列動作。

具有大負重潛力

在負重潛力方面，盡量要選擇負重潛力大的動作，所謂的負重潛力大，有兩個層次；第一、是可以盡量扛起較大的重量，第二、是這個重量的長期進步空間越大越好。我們先從第一個開始

說起。盡量扛起較大的重量，指的是在選擇同類型動作的時候，在安全的前提下，盡量以可舉起較大重量的動作為主要訓練，以舉起較小重量的動作為次要訓練或輔助訓練。舉例來說，同樣是以下肢為訓練目標的時候，背蹲舉所扛起的重量就比單腳蹲來得大，而握把式深蹲扛起的重量又比背蹲舉來得大，因此如果將這三項動作都納入課表裡，握把式深蹲會是最主要的強度來源，背蹲舉次之，單腳蹲在課表裡的貢獻，就比較偏向平衡感和控制力的訓練。不同狀況的訓練者在選擇動作的排序上會有所不同，但對於以刺激肌肉、骨質和神經系統進步為主要目的的終身訓練者來說，握把式深蹲是必不可少的高 CP 值訓練動作。

這樣的原則雖然簡單，但是在真實世界裡不一定那麼顯而易見，因此許多人可能會忘記這個原則。在長期訓練的情況下，一定會有變換動作的需求，因此實際訓練現場我們經常看到多種動作輪流出現，這樣不但可以降低訓練的枯燥感，也可以讓身體的不同能力輪流休息恢復，達到計劃中的向上適應。

許多人可能會因此得到一個「所有動作都很好」這種皆大歡喜的結論，但是歡喜之餘不要忘記，就算訓練的實務現場充滿了大量的變化動作，其中最大重量的刺激動作仍然具有較重要的地位。從最簡單的角度來看，大重量動作可以單獨存在並且持續有效，小重量動作單獨存在時的效果卻並不好，小重量動作唯有在

跟大重量動作輪換的情況下，才會發揮畫龍點睛之效。

　　這樣的原則在訓練時間受限或恢復能力有限的時候變得格外重要，畢竟當人真的扎扎實實拿起重量的時候，沒有一種重量訓練會真的完全沒效。但是人沒有無限多的訓練時間，就算時間寬裕，每個人也只有有限的恢復能力，胡亂增加訓練項目非常容易導致過度訓練，這也是許多重訓新手常犯的錯誤。因此，在時間受限或是恢復能力吃緊的時候（例如工作繁忙或睡眠不足等不應該發生但往往還是會發生的情況出現時），我們要清清楚楚地知道是哪些動作帶來最主要的進步效果，其他動作是可以暫時捨棄的。

　　大重量動作除了表現在一次可以舉起的重量差異之外，也表現在進步幅度上面。如果你有訓練經驗的話，你應該早就發現，「量級」越大的動作，長期進步的空間越大，「量級」越小的動作，長期進步的空間越小。舉個例子來說明這個現象。一個年輕男性的背蹲舉可以從初學者階段 90 公斤的最大肌力，經過一年半的規律訓練，持續進步到 200 公斤，但是同一個人如果選擇了後腳抬高蹲，則可能從訓練初期的 50 公斤，經過三個月的進步達到 75 公斤，然後就停滯了，即使繼續訓練也很難再帶來任何突破。如果這位仁兄當時選擇到有夜店燈光的健身房去練器械式訓練的伸腿機，則會發現剛開始的時候可以踢動六塊鐵塊，練了幾個禮拜

之後進步了一些，但接下來幾個月一點重量都加不上去。這樣的訓練不用什麼科學研究去證實，在健身房裡混得夠久的話應該都會觀察到，這些例子呈現的就是大重量的進步空間大，小重量的進步空間小的現象。

　　這個現象背後的原因可能跟幾個機制有關。首先，雖然研究上還有些爭議，不過大致上來說，**大重量訓練激發的神經刺激和荷爾蒙反應都較高，因此較能讓人變壯，反之重量越小，效果就越低**。神經性的刺激逼迫肌肉不斷上修它可以輸出的力量，全身性的荷爾蒙反應造就了急速的肌肉生長，這種人為製造的肌肉生長現象，很可能比青春期的自然成長還高，可以說是訓練引發的第二次成長期，當然還有第三次，第四次……第 n 次。其次是一個先前提過的觀念，就是所謂的肌力其實是肌群協調作用之力，而不是單一肌群的力量。訓練時舉起的重量越大，通常意味著參與的肌群也相對較多，較多肌群就有較多協調性的進步空間，從不會用力到會用力，從各肌群兵荒馬亂的亂出力到如交響樂般的流暢用力，是有巨大的進步空間的。

　　從另外一個角度觀察我們也會發現，「量級大」的動作很容易帶動量級小的動作一起進步，但是「量級小」的動作比較不容易帶著量級大的動作一起進步，不是完全行不通，但也絕不像量級大帶動量級小般的容易。前面提到的三個動作裡，進步的幅度

從大到小依序是背蹲舉、後腳抬高蹲以及器械式腿伸展。背蹲舉有數年的進步空間，後腳抬高蹲有數月的進步空間，器械式腿伸展大概只有數週的進步空間。

　　那麼，當後腳抬高蹲和器械式腿伸展都停滯了以後，就無法再更進步了嗎？其實未必，一個非常有趣的現象是，當後腳抬高蹲及器械式腿伸展停滯之後，我們可以暫時停練這兩個動作，然後致力於讓背蹲舉繼續進步，當背蹲舉進步到一個程度之後，回過頭去練後腳抬高蹲和器械式腿伸展，會在短時間內獲得再次的進步。這樣的現象如果顛倒過來操作有沒有效果呢？先前提過，可能有，但是不太容易。要利用「輕量級動作」去促成「重量級動作」的進步，通常這個輕量級動作必須剛好彌補了重量級動作的缺點才會有效。比方說，一個訓練者的背蹲舉卡關，但卡關的原因剛好就是伸膝力量不足，則器械式腿伸展剛好可以補救這個缺點，會因此幫助過關，但是如果卡關的原因與伸膝力量無關的話，這個輔助效果就不會出現了。

盡量讓多肌群多關節參與動作

　　訓練動作盡量徵召多肌群多關節，一部分的原因是為了要乘載更大的重量，並且尋求更高的進步潛力，讓訓練變成一個長期進步的旅程，這部分的原因就不再贅述。多肌群多關節除了潛在

的承載力較大之外，另外一個效益是與動作控制有關。多肌群多關節的參與，讓人可以強化人體自然動作的控制力，這包括了各肌群在面對共同壓力時得分進合擊，以及看似沒有參與動作的穩定肌群的暗助效果。肌群之間的協調性是一種技術，但這種技術也代表了力量。

以背蹲舉和器械式腿伸展的對比為例

從具體的例子來看盡量徵召多肌群多關節參與這件事，我們仍然可以用背蹲舉和器械式腿伸展的對比來當例子。同樣是針對腿部的訓練，槓鈴背蹲舉讓雙腳做了接近全幅度的蹲下站起，在這個過程裡，下肢肌群中除了股四頭肌必須用力之外，腿後肌群、臀部和背肌群（統稱為背後動力鏈的）也都積極的參與。除此之外，看似沒有動作的上半身，為了支撐肩膀上的大重量，因此需要繃緊整個軀幹肌群，雙臂也必須穩穩扣緊槓鈴，避免任何多餘的晃動。因為高度的軀幹穩定是下肢發力的重要前提，從這樣的角度來看，說背蹲舉是一個全身性的訓練動作一點都不為過；器械式腿伸展在這方面就有明顯的差異。

器械式腿伸展的主要設計目的，是為了把阻力集中在大腿前側的肌群，為了達到這個目的，不惜利用椅背和坐墊阻斷身體其他部位參與的可能性，這樣的確可以確保訓練過程中確確實實是

大腿前側肌群在用力，但是這樣做法卻讓訓練的效果開始脫離現實。因為在真實世界裡，大腿幾乎不曾有單側用力的機會，即使是像踢足球這種動作，腿後肌群和軀幹肌群都扮演了重要的輔助、穩定和拮抗效果，讓發力的過程不至於變成一個用力過猛、一去不回的高風險動作，而這種能力是需要被訓練的。我們的身體從來就沒有刻意讓單一肌群孤軍奮戰的時候，訓練中又何須刻意製造這種情境呢？一般來說，除非運動員在單一肌群出現明顯的能力缺陷，或甚至是需要復健，這時候才會輪到器械式訓練出場。

以上肢動作為例

上半身的訓練也有類似的現象，舉例來說，訓練上肢推力的最佳的動作之一是站姿肩推（或有人稱之為上推或推舉），這是一個用站姿將重量高舉過頭的姿勢，許多人會誤以為這個動作的訓練部位僅止於手臂，實際上這個動作需要下半身積極的參與，因為「在站姿的情境下，手臂能發揮多少力量，其實大幅受到這個站姿有多穩的影響」，這又是一個「中軸穩定，四肢發力」，或是「近端穩定，遠端發力」的例證。這告訴我們，人類絕大多數使用上肢力量的時候，都是雙腳著地的姿勢為之，其次是仰臥或俯臥姿勢，無論是在哪一種姿勢裡，身體沒有動作的部位並不是處於事不關己的休假狀態，而必須積極提供動作肢段所迫切需要的穩定功能。換言之，要讓有動作的地方用力動，必須要先能

讓沒有動作的地方用力穩住。

這樣的現象在站姿或許比較好理解，畢竟如果連站都站不穩了，就很難要求雙手能出多少力量。只要稍有訓練經驗就會發現，核心和下肢的穩定性，直接關係到站姿肩推所能夠舉起的力量。不過，當上肢訓練是在仰臥的姿勢進行（例如臥推）的時候，許多初學者（甚至包括領會較慢的長期訓練者）會比較難理解軀幹和下肢在這樣的動作下的參與方式。事實上，在臥推裡你也可以發現與肩推類似的現象，就是下肢或軀幹繃緊的程度，間接影響了臥推可以舉起的重量。

所以整體而言，無論是針對上肢的訓練，還是針對下肢的訓練，我們都希望訓練的過程有越多的肌群參與越好，因為這樣才可以增加訓練「肌群間協調性」的機會。而肌群間協調性本身是一種力量，有協調就有力量，散亂的、缺乏協調的亂動就不容易發出力量。此外，以健身為目的的肌力訓練，並不是一種模仿運動員但是又不用做得太好的訓練；**以健身為目的的訓練是要讓每一個人以最有效率的方式舉起最大的重量，讓舉起重量的過程變成一個對身體輸入壓力刺激的過程，再藉由這個壓力刺激引發身體向上適應**。因此盡快學習舉得起最大重量的動作模式，對於健身者和對於競技運動員來說是一樣重要的。

使用充足的動作幅度

在進行重量訓練的初期，盡可能使用完整的動作幅度。這並不表示限制動作幅度的訓練是無效的，而是要強調，在基礎時期的訓練，只要訓練者的條件允許，盡量先從動作幅度較大的著手，進行訓練。關於動作幅度的例子，比較常見的如深蹲和半蹲，在評估要進行深蹲或半蹲的時候，只要訓練者的活動度和穩定性允許，通常我們會以深蹲為基本動作，半蹲為輔助訓練。這樣分類的原因有以下幾點，首先，基本動作會是操作機率最高的動作，而人體的關節活動度會隨著「使用習慣」而改變，如果日常生活中已經缺乏深蹲到大腿低於水平線的動作習慣，肌力訓練中又以大量的半蹲當作主要訓練項目，則下蹲至大腿低於水平線的動作幅度很可能就會逐漸變得陌生，以至於當人體突然需要使用這個活動度時，就會感到控制力低落，甚至產生代償動作。

其次，是較大的動作幅度通常訓練到的肌力效果也比較好，所謂的比較好，並不一定是比較重，事實上每個人的深蹲成績應該都比半蹲來得低，但是，從經驗得知，深蹲進步的時候，半蹲即使未經訓練也會進步，但是半蹲進步的時候，深蹲卻通常只有少許進步，甚至根本沒有進步。因為較大的動作幅度使得參與肌群經歷了較大的伸展收縮過程，肌纖維受到較全面的鍛鍊，因此大動作幅度（深蹲）的訓練效果可以推升小動作幅度（半蹲）的

成績。這個現象在臥推也是如此，完整動作幅度的臥推（動作最低點時槓鈴會碰胸）成績通常會低於半臥推，但也如同前面所述，完整動作幅度的臥推如果進步，通常意味著半臥推也會進步，但是半臥推對完整動作幅度的臥推就沒有同樣的提升效果。

值得一提的是，上面的論述並不是沒有例外，長期訓練的時候，許多運動老手會需要大量的變化動作，因此各種動作幅度都可能出現，或者是當訓練者某些關節活動度不足的時候，也可以暫時用半程的動作來入手。也就是先讓身體得到壓力刺激，然後再逐步增加動作幅度，讓重量先獲得刺激，然後才處理動作幅度。這樣的例子在中老年人訓練其實並不少見，許多人在訓練初期可能是缺乏關節活動度的，如果所缺乏的關節活動度需要一段時間才能打開，則可以暫時讓動作幅度退階，讓重量進階，這樣可以在挽救肌肉、骨質和神經系統的過程中，先搞定比較緊迫的目標，然後再慢慢修復動作幅度的問題。

具備適當的進階和退階

就像前面所提到的，動作發生窒礙難行的時候，最好要有退階動作，才能夠讓訓練刺激持續輸入身體，無需停下腳步修復問題。而當動作已經相當完善，但可能因為長期訓練而逐漸發生進步停滯的現象時，則要有進階訓練的選項。

先來說明一下何謂退階和進階。所謂的退階動作，就是當一個動作因為活動度或穩定性不足而無法安全負重時，所使用的替代動作，而這個替代動作並非什麼動作都可以，所選的替代動作必須要與原動作屬於同一類型，並且具有逐步提升動作控制力直到可以銜接原動作的潛力。在這裡的重點，**能夠被稱為退階動作的，必須是相同的動作型態**，例如深蹲的最低點穩定性不足，改用箱上蹲代替，這兩者同樣屬於蹲姿，因此可以視箱上蹲為深蹲的退階動作。所謂的進階指的是在相同的動作型態下，可以增加刺激的手段就稱為進階，逐步加重其實就是一種最簡單的進階方式。

有時候退階與進階會以較為複雜的方式出現，例如高箱蹲和低箱蹲這兩個動作，在重量刺激方面，高箱蹲是低箱蹲的進階，因為通常高箱蹲可以負荷的重量比低箱蹲重得多。但是，在髖關節活動度方面，高箱蹲是低箱蹲的退階動作，因為高箱蹲所需要的髖關節活動度比低箱蹲小，比較容易做到。因此在選擇進階或退階動作的時候，要知道目前主要需要解決的問題為何。也因此，在選擇訓練動作的時候，最好可以預先想好多種進階或退階的模式，當作解決問題的工具。關於進階和退階訓練，在後面的部分會有更詳細的說明和舉例。

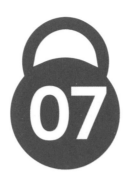

07

訓練處方

如何調配訓練強度、訓練量及訓練模式

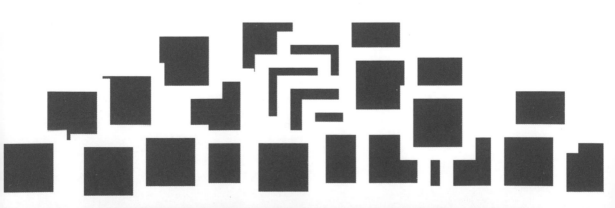

中老年人肌力訓練
課程設計方法

　　課程設計是一個大題目，已經經過多年訓練且以競技為目的的力量型運動員，其課表可以非常複雜，要經過各種大小週期的安排，同時控制訓練量、訓練強度、動作速度和壓力模式等因素，才能誘發一點點進步的效果。值得慶幸的一件事情是，新手的初期訓練就不用這麼複雜，無論是運動員還是一般人，都可以從非常簡單的方式開始。以下將先說明人體肌力進步的幾個最基本的原則，然後再討論實際的課表該有的樣子。

　　值得先說明的是，實務上的肌力訓練是一個介於科學與藝術之間的特殊技藝，達成相同的目標通常不會只有一種方法，以下介紹的方法係本於多年的學術研究和實務經驗，但我們並不主張這是唯一正確的做法，也無意去爭論其他訓練系統的是非對錯，只是要讓想變強的人找到一個安全又有效的起點。

要談訓練處方，首先必須要探討一個問題，就是人到底為什麼會因為訓練進步？這個問題相當有趣，因為當我們打開好奇心，觀察這個世界，我們同時會發現兩個有趣的現象，第一個是，人好像「真的」會因為訓練而進步；第二個是，好像有很多人怎樣練都不會進步。這兩個矛盾的現象告訴我們，「人會因為訓練而進步，但是必須是用對的方法訓練才會進步」。

刺激與恢復的理論機制

　　訓練是對身體輸入刺激的過程，人體每天都持續經歷新陳代謝，如同前面提過的觀念，用最粗淺的方法來分析，新陳代謝可以說是一個包含了「分解」和「合成」的運作過程。在分解的過程裡，身體淘汰掉不需要的、老化的或破損的組織，在合成的過程裡，身體依照需求建立新的組織。而生物體是要適應環境的，因此每個生物的新陳代謝，都會盡可能針對自己的環境刺激作出反應。這樣的現象對於訓練學來說意義十分重大，因為訓練等於是對身體輸入刺激，而不同的刺激可以引導身體隨後的新陳代謝朝向我們想要的方向去發展。如果我們覺得身體有太多龐大而無用的組織，可以藉由分解型的訓練，將身體的新陳代謝方向導向分解型的方向，如果我們需要身體建造新的組織，可以藉由合成型的刺激將身體的新陳代謝導向合成新組織的方向。

身體在訓練中經歷的是一個從刺激到適應的過程，要描述這過程，有一個理論模型很適合用來說明，就是漢斯‧薛利（Hans Selye）的「一般適應症候群」（General Adaptation Syndrome，GAS）。所謂的一般適應症候群，指的是生物體在遭遇外來刺激的時候，會經歷一個「震盪期」，像一個重重的打擊一般，打擊後生物體的狀態會變糟，但是，只要這個刺激不造成永久性的破壞，生物體在刺激結束過後，就會開始從比較糟的狀態慢慢恢復。更美妙的是，恢復過後，會達到一個比先前還要更高的水準，這是一個「向上適應」的過程，被稱為「阻抗期」。基本上來說，只要刺激的壓力夠強（但又不會造成永久破壞），又給予適當的恢復時間，這個「從刺激到恢復」的過程可以不斷重複，每次刺激之後退步一點，每次恢復之後進步到比原先更好一點。如此一來，生物體抵抗外力的能力，會呈現一個波浪狀的向上曲線。

　　如果刺激太過強烈，或是休息恢復不足，生物體會進入一個向下適應的反應。也就是說，生物體會逐漸的越來越退步，因為每次刺激之後產生了一次退步，在還沒有恢復到比原先更好的水準之前又再次被刺激，導致再一次的向下適應。長期下來情況越來越糟，最終變成一個波浪狀的向下曲線，進入所謂的「耗竭期」。

　　如果刺激太微弱，或是休息時間太長，生物體會在一下一上

之間，一次又一次恢復到原有的水準，不多也不少，也就是說，練太少或休息太多，會等於沒有訓練。有人或許會說，這樣的狀況也很好，我不想要付出太多時間訓練，也不在乎有沒有進步，我只要「保持」現有的狀態就好。這樣的說法看似合理，但是，並未考慮人體會退化這件事。**成年以後的人體是一個不進則退的狀態，即使是運動員也一樣，年長的運動員也會感覺到年紀帶來的退步，必須用很努力地訓練才能抵銷部分的退化現象。**因此，用保持現狀的心態去訓練，可能不足以與退化相抗衡。

撞牆期

　　一般適應症候群（GAS）對於人體為何會因訓練而進步，提供了最粗淺的描述。至少從現實中觀察，對於初學者來說，一個正確的訓練課程會讓人進步好一陣子。不過，如果一般適應症候群是一個對肌力訓練進步效果完整的論述，應該可以充分解釋肌力訓練的整體現象，但我們卻發現，一般性適應症候群的描述，與實務上的觀察並無法完全吻合，或是說，只吻合了一部分。如前所述，當一位初學者從沒有任何肌力訓練基礎的狀況下開始訓練，此時會經歷一個美妙的初學者蜜月期，也就是說，在這個時期裡，每次訓練都會依循著一般適應症候群的描述，每一次刺激（訓練）之後，都會先產生疲勞，然後疲勞會逐漸恢復，逐漸恢復的過程會持續拉高身體能力，產生所謂的向上適應現象，最後

到達一個高於原先恆定水準的高點。如果在這個高點施予一個更大的刺激，身體就會再次進入上述流程（刺激、疲勞、恢復、向上適應）。這樣的現象的確符合一般適應症候群的描述，「直到這個進步終於停止」，初學者蜜月期終將變成「撞牆期」，肌力進步停滯，試著利用更大重量刺激以產生進步的現象逐漸消失，預先設定好的重量開始一次又一次的失敗，挫折感也越來越高。這是幾乎所有從事重量訓練的人都經歷過的事，但卻也是一般適應症候群從字面上所無法充分解釋的現象。此時此刻的問題是，如果每次刺激都會產生疲勞、恢復及向上適應的流程，那為什麼有那麼一天，一切突然間停滯了呢？

要探究這個問題不是一件容易的事，不過有另一個模型似乎提供了更好的解釋，運動科學家班尼斯特（Bannister）發表的一個叫做「體能疲勞模型」（Fitness Fatigue Model），這個模型與一般適應症候群的不同之處在於，體能疲勞模型並不將刺激、疲勞、恢復、向上適應視為一連串先後發生的事件，而是認為每次在對身體施予刺激之後，身體立即產生「疲勞」和體能的「向上適應」這兩個現象。向上適應是「加分」項目，疲勞則是「扣分」項目，當身體在這兩個現象同時出現時，我們並不會知道實際上體能向上適應有幾分，疲勞有幾分，從身體外顯的能力來看，我們只看得到體能和疲勞的總分，訓練後的一小段時間裡，疲勞通常會很明顯，所以體能和疲勞的總分會是負分，但是如果疲勞

可以順利消散，則分數就會漸漸歸零，然後轉正。

　　有了這個比較複雜一些些的模型之後，就能解釋為什麼初學者效應有一天會停下來，也因此，可以推敲出誘發後續進步的方法。我們先來看看，為什麼初學者效應會在持續一段時間之後開始出現停滯，這段時間通常在三到六個月，有些人可能長達一年。在這段時間裡，訓練者的肌力水準不高，因此只要稍微重一些些的重量，就足以引發向上適應的刺激，但是也因為引發適應的刺激不會太重，因此製造的疲勞並不會太多，且很容易消散。換句話說，**在初學者階段，訓練者是處於一個向上適應訊號很明顯，但是疲勞卻很容易消散的過程，因此每次訓練之後，經過大約 48 小時的休息，就可以恢復完畢，並且站上新的高點**。但是，隨著訓練者越來越強壯，舉起的重量越來越驚人，此時若要再更進一步刺激，每次都要拿起重得不得了的重量才能達到目的，訓練的難度開始提高，如果人有所謂的先天力量上限，此時也越來越接近這個上限了。總而言之，要靠舉起更重的重量取得刺激，已經變得越來越困難。

　　與此同時，因為訓練的難度提高（要舉起很大的重量），所以訓練製造的疲勞又多又難恢復，恢復所需的時間很可能會大於向上適應持續的時間。換句話說，當向上適應現象已經發生完畢，開始逐漸下跌到原先的水準之時，身體的疲勞可能都還沒有恢復。

而且更糟糕的是，要獲得肌力進步的效果，刺激必須是很精準而純粹的。換言之，想要肌力進步，就必須對身體施予壓力刺激，換成去跑步、去游泳，去爬山或去下棋，都只會產生其他的適應，不會產生最大肌力的向上適應，總而言之，刺激只能來自非常特定的來源。但是，偏偏疲勞卻可以從多種來源去累積，生理的壓力、心理的壓力、工作的壓力、人際關係的壓力、學業課業的壓力等等，都會大大方方地累積疲勞，讓疲勞更加惡化，導致疲勞恢復所需要的時間遠遠大於肌力向上適應的持續時間。

在這種向上適應現象已經消失，但疲勞卻尚未排除的情況下，如果再拿起預先計算好的、比上次訓練還重的重量來做訓練，就很可能會在訓練中失敗，無法完成課表。經過幾次的嘗試之後，因為力不從心而無法舉起夠重的重量來取得刺激，但疲勞卻扎扎實實的一次又一次累積下來，結果就發生撞牆期。撞牆期之後該怎樣處理，其實有非常多複雜的作法，其所需的論述篇幅遠遠超過本書的目的。因此，在這裡只要記得，對抗老化的過程中，至少要先循序漸進地渡過初學者時期，初學者時期過後，重量不再那麼容易往上加的時候，才開始在相同或相近的強度區反覆訓練。

因此，訓練課程其實就是一個長期操控訓練刺激和恢復的過程，刺激的手段就是良好的課程設計，恢復的手段就是良好的生活管理，吃飽睡好多喝水是最基本的要求，尤其是睡眠，其重要

性往往被訓練者低估。前面的論述可能會讓人覺得課程設計是一個極端複雜、令人望之卻步的東西，實際上其實也沒有那麼糟，因為唯有訓練到進階者的階段才會變得十分複雜，這部分若要說明清楚，會是寫完另一本書的功夫。

　　本篇主要將論述集中在絕大多數人最需要的初學者階段，在這個階段只要按照幾個大原則進行規律訓練，就可以享受美好的初學者蜜月期，接下來說明這些大原則。

1
動作方向要盡量均衡

　　肌力訓練很像飲食，任何再好的食物如果攝取過量對身體都不好，而無論喜歡不喜歡，主要的營養素如果被忽略，也會造成營養不良。因此，最佳的營養策略通常是：均衡攝取營養素。同樣的，適用於中老年人肌力訓練的人體自然動作，有上肢水平推、水平拉、垂直推、垂直拉，下肢有蹲系列、硬舉系列和負重行走系列，這些動作型態都是建構強壯人體的基本動作，應該要均衡攝取，不應有任何一類長期被忽略。

2

要預留恢復時間

　　訓練的效果不會發生在訓練之後的當下，而是發生在恢復之後，只訓練不恢復，就好像只工作不領薪一樣的可惜。近年來關於恢復策略有許多新的研究，膳食補充品、冷熱浴、壓力裝、伸展操或是藥物，不過這些研究經常充滿了矛盾的數據和爭議的結論，讓人有無所適從的感覺。其實，**最主要的恢復效果，還是來自於規律而健康的生活型態，充足的睡眠和均衡的飲食**。而其中飲食需要特定的間隔時間，睡眠更是需要安靜無打擾的一段長時間，所以從課程設計的角度來看，最重要的恢復手段，就是要預留足以讓身體吃飽睡好的時間間隔。**對於初學者來說，除非每次訓練的課表很短，否則至少 48 小時的間隔可能是大多數人需要的，而最長的間隔通常是維持至少一週一次的訓練**，這是大多數人仍然可以累積進步的最低訓練頻率，如果每次訓練過後間隔兩週以上，效果可能就會開始受影響，進步也可能開始停滯。

不可忽略的高強度區

　　肌力訓練裡，通常將最大肌力 65% 以下視為低強度區，配合高反覆次數的訓練方式時，主要訓練效果是肌耐力；最大肌力的 65~85% 是中強度區，配合力竭式訓練時，主要的效果是肌肉生長；85% 以上是高強度區，主要訓練效果是提升最大肌力，同時也會有肌肉生長和肌耐力方面的效果。**中老年人對於強度的依存性很高，用白話文講，如果不夠重，很難有效果**。這可能違反了許多人的刻板印象，許多人認為中老年人的訓練應該要輕鬆愉快，所以不可以做太重，如果覺得太輕不過癮，也應該朝做「更多的次數」的方向走，而非挑戰「更大的重量」。但是，這樣的刻板印象其實是錯誤的，**中老年人所需要面對的最緊迫的問題，是肌肉、骨質和神經系統的流失和退化，而這些東西是對「壓力」起反應，不是對勞累、痠痛、汗流浹背起反應**。因此，一個課程再怎樣累，如果沒有足夠的強度，是無法驅動向上適應的機制。中老年人肌力訓練主項目的強度通常至少在最大肌力的 70% 以上，如果看到 85 ～ 100% 的強度規律出現在中老年人的課表裡，其實一點也不奇怪。

4

盡量尋找最低有效訓練量

　　與前一個大原則息息相關的是，中老年人的訓練需要高強度，否則會無效。但是，中老年人的訓練也要盡量避免過多的疲勞，因為迅速恢復是年輕人的特殊能力，中老年人的恢復速度比較慢，任意製造強度不足的疲勞會延遲或打亂恢復的進程，讓下一次訓練難以按時進行。控制訓練量其實不是一件簡單的事，因為許多人都擔心訓練的量如果不夠，會不會沒有得到足夠的刺激，因此，動機強烈的訓練者，經常會不自覺的做過多的訓練。好在前人的經驗已經幫我們探究過這個問題，中老年人如果使用中高強度區（80% 以上）的話，三組三下或三組五下的次數已經足以驅動向上適應的現象，如果直接使用 95~100% 的重量，則單次一下也可以啟動進步的機制。

5

預留彈性空間

　　雖然初學者會有一個持續進步的蜜月期，但是幾乎沒有任何人可以毫無阻礙的執行每一次的訓練計畫。肌力訓練是為了讓人

生過得更美好，而人生中總有一些其他事情，或多或少會干擾訓練，因此訓練的課程要預留一些彈性，以為突如其來的計畫改變準備好調整的空間。值得說明的是，這不表示訓練就可以天南地北的胡亂改變，要知道規律和習慣的力量非常強大，盡可能遵循規律訓練的計畫是效益最高的手段，只是如果遇到無法按照計畫執行時，不要覺得已經全盤皆輸而想要放棄。要知道，其實只要一點點微調，通常就可以讓一個長期的計畫持續下去。

6
要設定短期和長期目標

　　目標設定是任何計畫可以順利進行的重要因素。但是，目標設定要分成短期和長期兩種，長期的目標給人帶來方向和願景，短期的目標是為了讓人踏實的去執行。只設定長期目標，常常會讓人覺得達標的那一天遙遙無期，個性急躁的人可能會用過快的節奏趕進度，導致受傷風險提高；個性懶散的人可能會因為目標看起來太遙遠而乾脆放棄，但這都是對目標的錯誤解讀。事實上，把長期目標放在心裡即可，讓人願意規律地走進重訓室的是短期目標，所以短期目標必須合理又有挑戰性。合理指的是在能力範圍內可以達成，有挑戰性表示需要付出一些些努力才能成功，短期和長期目標讓肌力訓練成為一個有計畫的、循序漸進的過程，

而這個過程會讓訓練者一天比一天強壯。

　　依循著以上的幾個標準，再選擇適當的訓練動作，就可以開始一個安全又有效的課表，接下來我們將探討關於實際訓練所使用的動作和技術。

量身定做

中老年人的訓練方法及注意事項

中老年人肌力訓練
的基本觀念跟動作

接下來討論中老年人肌力訓練所需要的基本觀念和動作，我會先從核心訓練說起，接著介紹各種適合中老年人從事的肌力訓練動作以及相關的變化或退階動作，這會是比較技術性的章節。

對許多急於開始訓練的人來說，可能拿起書來就直接翻到這裡，想要開始學習技術，如果您是這樣的讀者，我想提醒的是：

第一、觀念與技術同等重要，本書的各章節雖然沒有一定的順序性，但是前面篇幅所介紹的觀念仍然相當重要，有空時記得翻回去讀一讀。

第二、書籍的功用，是讓讀者可以對訓練的背景知識有一個通盤的了解。但再好的書本也很難取代教練，某些領悟力強、動作能力優異的讀者，可能可以單憑書籍或網路文章及影片就領略訓練的知識和技術，但如果要安全的開始並且避免錯誤，最有效

率的方式，仍然是請一位專業教練來指導。

　　最後，條條大路通羅馬，要練得強壯也絕對不會只有一種方法，事實上在我當選手、當教練和在大學教書的生涯裡，長期嘗試過多種不同的訓練系統，許多看似截然不同的系統都各有可取之處，因此閱讀本書的時候要有一個正確的心態，就是**本書的用意，不在於爭論什麼方法是唯一最好的，而是在提供有心想要訓練的訓練者，一個在理論上和實務上都非常可靠的方式，讓訓練者循序漸進地慢慢變強**。以下，就先從核心訓練開始談起。

回到問題的核心，
從核心開始探討肌力訓練

　　過去我們往往認為，核心訓練只是諸多訓練項目的其中之一，某些偏於表象的想法認為核心訓練指的是針對腹肌、腹外斜肌等肌群的訓練，也因此衍生出所謂的人魚線、馬甲線等等時尚名詞；稍微深入一點的看法，會針對核心在人體運動時的功能來訓練，所以有了所謂的核心抗動訓練，諸如抗扭轉、抗伸展、抗前屈、抗側屈等。其實，如果不使用有害的訓練動作（如大量高速的仰臥起坐），這些觀念並不算錯誤，畢竟，腹肌也是肌肉，需要給予適當的鍛鍊，而人體在追趕跑跳碰的過程裡，腰椎總是需要有足夠的保護，所以抗動訓練有其必要性。

但是，核心的實際功能其實遠大於此，核心的意義絕不僅止於腹肌訓練，也不是只有在運動場上遇到姿勢即將失衡的時候才開始發生作用。事實上，從我們人體想要使用一點點基本的「力」的那一刻，核心就已經扮演了關鍵的角色。

記得小時候學武術，總是聽一些前輩在談「丹田」，那時年紀很小，什麼也聽不懂，只知道丹田跟呼吸的訓練有關，而呼吸跟踢、打、摔時的力道都有關。當時是用一種間接的方式理解這件事，就是我們在用力做出踢、打、摔等動作的時候，要用喊聲或是短吐氣的方式增加動作的力量。直到我出國留學讀碩士和博士時，讀到一些美式的核心訓練理論，以及一些已經以英文出版的前蘇聯的肌力訓練方式，才發現原來這些與小時候學過的呼吸法有異曲同工之妙，甚至可以說是有驚人的共通性。

脊椎的穩定性

讓我們來探究一下呼吸法與力量之間的關係為何，而這一切要從脊椎的穩定性談起。作為人類，我們是極少數站起來的脊椎動物，人類在演化的過程裡從四足動物變成雙腳站立，雖然我們不是古人，無法確定這樣的過程是怎麼發生的，但是人類似乎從站立得到了不少好處。根據推測，人類因為站立所以視野變遠，可以更早對外在環境做出反應，而空出了雙手可以使用工具，更

讓人類躍居生存競爭的領先地位。

　　但是，前面提到站起來的人類面臨一個重大的問題，就是人類的脊椎骨在直立之後，形成一個非常不穩定的結構，如果你看過脊椎骨的模型，你應該一下子就注意到，人體中軸的脊椎骨，不像大腿或手臂一樣，是堅固粗壯的長條柱狀骨骼，而是由一塊又一塊的小骨堆疊而成。研究脊椎生物力學的科學家史都爾特・麥克吉爾（Stuart McGill）發現，在沒有肌肉力量支撐的情況下，脊椎骨根本沒有太多的負重能力，一個小小的重量就可以把脊椎骨壓到變形，即使增加脊椎附近的肌肉保護了脊椎的穩定性，讓脊椎的抵抗力變好一些，但是仍然不盡理想。因為脊椎骨附近的肌肉經常是以很不利的力學角度在穩定脊椎，當人體用鞠躬的姿勢向前傾斜的時候，這些肌肉就像是站在大樓旁邊用釣魚竿拉住傾倒的大樓一樣，角度十分不利。

　　人體具有一個自我保護的機制，也就是當人體做出的動作可能對自身有害的時候，人體就會在無意識的情況下限制這個動作產生。限制的潛在方式有許多種，例如僵直住身體的其他部位去避免動作發生，或是讓自身發出的力量降低，以免使用出會傷到自己的力量。解釋這種人體運作機制的說法很多，隨著我們對人體動作的理解越來越多，各種說法也不斷修正更新，目前在運動訓練的領域裡，經常使用「動作控制」的機制來解釋，要了解這

個機制，必須要回到前述的「活動度」和「穩定性」及其「交互作用」開始講起。

　　前面提過，人體可動的部位是各個關節，每個關節都至少有兩個跟動作有關的功能：提供「活動度」以及「穩定性」。所謂的提供活動度，指的是每個關節都有自身許可的活動範圍，例如膝關節可以屈曲、伸展，胸椎可以旋轉、彎曲，踝關節可以繞環。而所謂的提供穩定度，指的是每個關節也可以像踩煞車一樣鎖住，或是在動作過程當中穩穩地用想要的速度移動。例如在深蹲的過程控制膝關節不要搖晃，在屈髖的過程穩住腰椎肌群不要移動，都是常見的關節穩定性的例子。

　　控制關節活動度和穩定性的力量是來自肌肉的收縮，或者說得更精確一點，是支配肌肉收縮的神經控制系統。人在做出一個動作的時候，該動的關節會開始動，不該動的關節會穩住；而神經系統就像是一個最高指揮官，利用有意識和無意識的方式，支配著全身的肌肉，誰該收緊，誰該放鬆，誰該在這個動作裡扮演怎樣的角色，都由這個系統來指揮。

　　許多人在面對「動作」這件事的時候，都會著眼在「有動作」的肢體，例如有人說，深蹲是一個「蹲腿」的動作，這樣的描述當然沒有錯，不過要知道，要能夠完成一個好的深蹲，而且還要

扛起巨大的重量，下背、腹部、肩膀、胸膛、手臂等部位，都要非常用力地「不」做動作，也就是說，為了讓腿部的「活動度」可以順利發揮，身體的其他部位要有非常高的、全面性的「穩定度」。

前面也提到過，神經系統在支配動作的時候，經常透過無意識的方式去控制，因為人體十分複雜，如果每做一個動作，就要有意識的去徵召所有的肌肉，哪怕只是一個簡單的舉手投足，都會像調動千軍萬馬一樣千頭萬緒。因此，人體的許多機制是無意識的，以「反射回饋」的方式來達成。這樣的好處當然是效率高、速度快，減輕了意識的工作量，當我們想要舉起手的時候，軀幹和下肢會自然提高穩定性，提供穩穩的基礎讓手臂可以做動作。而這個反射回饋的機制，就造成了人體關節的「穩定性」和「活動度」之間的交互作用。

正常情況下，人體在做動作的時候，各個關節該穩的穩、該動的動，各司其職和樂融融。但是，當身體有某個關節因為各種原因（受傷、失調、反應不及等），沒有扮演好自己的角色，此時神經系統的反射回饋機制就會不著痕跡的改動身體運作的方式。改動的方式視情況而定，可能是用代償動作繼續達成任務，也可能是取消動作以保護自己。比如說，一位不運動的上班族，髖關節活動度很不好，所以當他想要拾起地上的物品時，因為屈

髖的幅度受限，很可能就會利用腰椎去提供髖關節所欠缺的活動度，結果就產生了一個彎腰駝背的代償動作而不自知。

神經控制動作的機制可以有很多的討論方向，為了說明呼吸法和力量的關係，我們暫時拉回主題。

前面說到，人類作為極少數站起來的脊椎動物，腰椎成為人體無可避免的弱點，也因此，下背痛是一個普及率幾乎與流行感冒不相上下的毛病，這是因為直立的脊椎真的很不穩，我們可以說，「腰椎穩定性」是一個人人都具有的弱點，而這又跟肌肉力量有什麼關係呢？如前所述，當人體的神經系統偵測到身體的問題的時候，會在無意識的情況下去微調人體各個關節的調度情形。不穩定的腰椎是一個不可忽視的問題，因為腰椎附近都是重要的神經，腰椎本身的結構也很怕外力的壓迫，所以，腰椎穩定性不足時，身體必須要做出處置，以免發生危險。而處置的方式，很可能會以「避免動作繼續下去」的方向來處理。換言之，當我們想要發揮巨大的力量時，如果腰椎出現不穩定性，身體會無意識的「鎖住力量」。反過來說，如果我們希望可以用非常大的力量去做動作，則穩住自己的腰椎，穩住自己的核心，就成為動作是否成功的先決條件。換言之，「中軸穩定，四肢發力」或在某些情境裡是「近端穩定，遠端發力」，是一個人體發揮力量時會依循的重要原理。

代償機制與動作

　　值得一提的是，「中軸穩定，四肢發力」的原理，並不表示人體的軀幹不可能做動作，也不表示身體只有四肢有力量。人體有複雜的控制機制，一個動作如果有了缺損，身體就會立即想辦法避免這個動作的發生。如果避免不了，或如果仍然執意做這個動作，身體會立即採取「代償動作」去達成原先的任務，畢竟人類在演化的過程必須要面對的是求生存的考驗，身體並不是設計來推動健身房裡舒適的器械，也不是設計來滑手機自拍上網，身體在面對自然環境的挑戰的時候，必須要能夠有多重的機制去保護自己並完成求生存的任務。所以，時至今日我們的人體獲得了多重的動作控制模式，身體一個部位失衡，就會有另一個部位取代其功能。奔跑時如果扭到腳，人會本能的想要停下跑步的動作，但如果情況不允許停下來，人就會自動不加思索的改用跛行的方式繼續往前跑。這種突然出現的新步態，雖然跑得可能不如以前快，但這個過程既不需要學習也不需要思考，直接就會產生，讓人可以繼續用力逃命或追捕獵物，這是求生存的必要手段。但是，也就是因為身體的代償機制非常複雜又全面，許多人在無求生壓力的現代生活裡產生習慣性的代償，也就是在身體因為「受傷」或「不當使用」時，產生某些部位的動作失調，人的動作可能已經偏離了正常動作的運作模式，身體在不自知的情況下採用代償的方式繼續過日子。

這裡有一個問題值得探討，如果代償的動作是先天的「預備方案」，是一個自然的現象，為什麼我們要去注意它甚至避免它？因為代償的機制，身體的肌肉骨骼或關節往往扮演了「不屬於自己」的角色。代償是一個權宜之計，是一個緊急避難的機制，關節一旦扮演了不屬於自己的角色，發生損傷的機率就會提高，也就是說，身為救命機制的代償現象，實際上是一個兩害相權取其輕的權宜之計，是一種為了避免較大的危險，甘冒一個相對較小的危險，而去完成動作的過程。但如果今天探討的是肌力訓練，不是野外求生，這時候在代償的動作上加壓力就不是一個好的選項。因為把一個仍有小風險的動作加壓力，可能會放大其可能造成的損害。因此，如果要開發巨大的肌力，要盡量避免使用代償機制，否則訓練的傷害往往會發生在訓練效果之前。

　　回到前面提到的武術呼吸法、美式核心訓練以及前蘇聯的人體張力中心原理，這些技術系統雖然看似不同，但是其實都在解決一個問題，就是如何能夠提高「核心穩定性」（中軸），以「釋放」肩膀、手臂和臀腿（四肢）的動作力量。而先前提到直立的脊椎具有高度的不穩定性，這個不穩定性是一個有潛在危險性的現象，不穩的腰椎如果遭逢外力壓迫，很可能會扭曲變形，導致脊椎附近的神經受傷。身體為了避免讓腰椎的不穩定性造成不想要的結果，而利用多種無意識的方式保護腰椎，其中一種就是在腰椎無法保持安全的中立姿勢之時，預先把身體可動用的肌力降

低，試圖「勸退」正在進行的動作。

所以，從反方向來解讀這件事，其實人體本身可能蘊含著意想不到的巨大力量，只是因為各種保護機制的作用，使得身體無法隨心所欲的使用出來，在沒有訓練的情況下，只有在特殊或緊急的時候，突然發出巨大的力量。一些常見的鄉野傳說，例如火災時背起保險箱逃命的弱小老太太，為了救人而抬起汽車的普通人，或是生產分娩時幾乎把老公的手捏斷的產婦。這些例子雖然誇大，但都在描述一種現象，就是外表看似弱小的人，在特殊的情況下可能會發揮超乎常人的力量，許多經驗都告訴我們了，人的身體都帶有力量，只是無法隨心所欲地運用而已。

這樣的保護機制在肌力訓練時會出現一個問題，就是如果我們在訓練的時候都只能動用小小的力量，則對身體的刺激有限，進步也很細微。要知道肌力訓練裡經常出現一種強者越強，弱者越弱的現象，拿起巨大的重量做訓練的訓練者，可以得到巨大的進步，拿著小小的重量的訓練者，只得到細微的進步，甚至沒有明顯的進步。如何讓人可以安全地拿起自己能拿起的大重量，進行最有意義的訓練，是科學化訓練裡的重要議題。

所以，接下來要探討的就是，如何能夠開發這些潛在力量，讓人可以隨心所欲地使用呢？我相信機制不只一個，不過前面所

述的「提升穩定性」，把該穩住的地方都穩住，是一個有效且實際的作法。作為一種站起來的脊椎動物，我們的人體隨時隨地都要保護著腰椎的穩定性，如果穩定性不足，就會在無意識的情況下減弱人體可以動用的力量。而既然腰椎的穩定性是限制身體用力的重要因素，所以提升穩定性的第一步，其實就是「提升核心穩定性」，若我們有辦法提升腰椎穩定性，我們應該就可以藉這個機會釋放身體蘊藏的力量，也就是說，核心穩定性是啟動人體力量的一把鑰匙。

如何提升核心穩定性

那我們該如何提升核心穩定性呢？這要從人體的結構來探討了。人體的腰椎位於腹腔後壁，換言之，整個腹腔可以說是包覆腰椎的一個結構，這個結構也就是許多人所謂的核心，這個結構可以視為一個柱狀體，底面是骨盆底，頂面是橫隔膜，而圍繞在柱狀體的是腹肌和背肌等軀幹肌群。這個結構雖然不是一個固定不動的結構，但是，透過適當的呼吸法可以幫這個結構加壓力，當腹腔內壓非常大的時候，整個柱狀體會變成一個類似剛體結構的單位。剛體就是不容易發生形變的物體，而這個剛體結構剛好保護了腰椎，成為對抗外力的真正力量。當軀幹成為剛體結構的時候，因為腰椎受到保護，不再有形變的威脅，身體就允許四肢可以發出更多力量。

呼吸 VS. 力量

那我們要如何提高軀幹剛體結構的強度呢？關鍵在於呼吸法。運動訓練當中的壓力經常始於肩上，因此胸椎和腰椎成為乘載大重量的必經之路。胸椎的穩定性可以藉由胸腔壓力去達成，大多數人都能自然做到這件事，只要深吸一口氣然後憋住，就可以製造一個剛強的胸椎保護結構。腰椎方面，則需要利用腹腔內壓來保護，而一個可行的做法，就是把呼吸的壓力導引到腹部，而這必須要依賴腹式呼吸。

當人體使用腹式呼吸的方式時，深吸一口氣，橫隔膜會往下降，此時如果繃緊腹部，不讓肚子往前凸出，就等於是在一個洩了氣的籃球裡灌氣，當氣體還不甚飽足的時候，籃球是軟的，是可以壓扁的，但是當氣已經打飽的時候，籃球會變得非常堅硬，一個人站在球上都不會把球壓扁。

這個具有高度抗壓性的核心，大幅度輔助了脊椎骨的支撐力，成為真正堅固的負重結構，這也就是為什麼一個十幾公斤就可以壓垮的脊椎骨，在有核心內部壓力的保護之下，可以扛三、四百公斤在背上而不會被壓垮。更重要的是，當核心有了這樣的壓力結構，四肢的力量就得到釋放，可以收發自如，做出強而有力的動作。

你可以想像一個狀況，就是你揹起深蹲最大肌力的重量，蹲到底，然後故意把肺裡的空氣慢慢吐掉，吐到無法再吐，然後再試著站起來，你會發現雙腳像不聽使喚一般的無力，幾乎站不起來。為什麼吐氣會影響腿力呢？因為核心的壓力減低，降低了腰椎穩定性，而在腰椎不穩定的情況下如果要強行站起，很可能導致受傷，於是身體在無意識的狀況下鎖住了自己的力量，希望可以不要再繼續這個動作。

所以，武術、美式的核心訓練以及前蘇聯的肌力訓練，都在處理的同一個問題，就是如何透過巧妙的呼吸法，在身體需要發力的時後瞬間提高腹腔內壓，保護腰椎的中立姿勢，不要受到外力的壓迫而導致危險。雖然武術的發力及發勁方式千變萬化，但是有相當多的方法是利用這個機制提高力量，例如有一些發力的方法，讓人在出拳踢腿之前做一個爆炸似的喊聲，在喊聲的短吐氣過程裡，核心的壓力其實會有一個短時間的升高，保護了腰椎的穩定性，腰椎穩定性提高，身體自然「允許」四肢做出更用力的動作。

而在肌力訓練裡也是如此，我們經常會借助呼吸的調節來使用力量。肌力訓練的呼吸方式有很多，因應不同的動作結構和重量，也會有不同的呼吸方法。在重量不太重的情況下，無須特別高的閉氣程度就可以應付，例如在做輕負荷背蹲舉的時候，在蹲

下的過程中緩緩吸氣，在站起來的過程中慢慢吐氣，在這過程中，身體姿勢位於深蹲最低點時吸入的空氣，在不經過任何「擠壓」的情況下，就足以提供夠大的核心穩定性來完成動作。但是，隨著身體揹負的重量越來越重，人體會開始本能性的閉氣，這是因為憋住氣體時可以提高核心（腹腔內部）壓力，幫助穩定腰椎。當重量變得非常重，接近訓練者目前的極限的時候，吸氣與閉氣會變成一個非常用力擠壓的過程。

這個用力閉氣的現象也稱為「努責」，過去許多人視閉氣為畏途，這可能是因為許多關於閉氣時血壓增高的傳聞，讓人覺得血管可能會爆掉。不過我們要知道，人在用力時血壓暫時性的增高，是一個正常現象，如果沒有特別的疾病，其實人可以在背負大重量的過程經歷超過 400 mmHg 的收縮壓，然後還可以安然無恙。因為就目前所知，在閉氣的過程裡不僅僅是血管內部的壓力提高，血管外的壓力也會提高，內外壓力均大的情況下，血管壁內外缺乏壓力的梯度，所以不至於會有向外擠壓破裂的情形發生。況且，閉氣的呼吸法在全球的肌力訓練圈已經被執行過億萬次，如果這是一個有立即傷害或長期傷害的動作，全球運動員裡應該有成千上萬的受害者，但是這個現象並沒有發生。

以下所介紹的是我們覺得方便好用的核心呼吸法，提出這些方法的用意不是在否定其他方法，也不是認為這是唯一正確的方

法，但我們相信這個方法，可以幫助絕大多數人安全地進行大重量訓練。

核心呼吸法

用力擠壓的閉氣方式，也會隨著負重方式的不同而有各種不同的變化，首先來探討最基本的核心呼吸法。

在做一次性的最大肌力深蹲時，我們需要核心壓力總動員，盡全力保護腰椎，所以要用把核心完全鎖緊的方式。在過去的經驗裡我覺得最好用的教學方式，是用以下指導語來描述：「吸氣閉氣，壓胸夾背，扭地夾臀。」這三句話並無特定的先後順序，只需要在深蹲動作開始之前都做到就可以。

吸氣閉氣

吸氣閉氣，是要盡力地用腹式呼吸把壓力往腹腔擠壓。有些指導語可以傳達這種感覺，例如「吸氣吸到骨盆底」「吸氣吸到尾椎骨」「深吸一口氣然後用力往下壓」等等。當然我們知道，吸氣只會進入肺部，不會到骨盆，是因為橫膈膜往下壓，才感覺到壓力直達骨盆底。所以吸氣吸到骨盆底或是吸到尾椎骨都只是一種譬喻，不過，這種指導語可以有效導引壓力到核心，因為如

果沒有特別強調，許多初學者會習慣在深吸氣的時候抬高肩膀，擴張胸部，導致雖然飽飽的吸了一口氣，但是忘記把壓力往下壓，以至於核心內壓沒有提高。此外，口訣所指的吸氣閉氣也不是單純的腹式呼吸，在教學的經驗裡，把腹式呼吸跟核心壓力呼吸法搞混是一個很常見的誤解，因為如果要用吸氣的方式提高核心壓力，就要避免核心的容積擴張，也就是說，如果只是腹式呼吸，但卻任由腹部向前凸出，並無法有效提高核心壓力。所以，除了用力吸氣之外，還要收緊腹部才能讓壓力大幅提高。

如何收緊腹部也是有些竅門的，前面說過，如果任由腹部放鬆擴張是無法提高壓力的，讓人覺得反其道而行（縮小腹）似乎是可行的。但是，從經驗上得知，在用力做腹式呼吸的同時，又要將腹部像縮腰一樣持續往內收，是一件很不容易甚至幾乎不可能的事（注意這裡說的是「持續」往內收，不是短暫往內收，兩者之間的差別不應被忽視）。所以，最可行的做法，是繃緊腹肌，讓腹肌做「等長收縮」，讓橫隔膜往下壓的壓力，可以被核心肌群「箍」起來。

壓胸夾背

指導語的第二句話，是「壓胸夾背」。壓胸夾背的意思是，在做核心呼吸法時要把肋骨往下壓，同時把肩胛往後夾，這個指

導語看似與一般的見解相衝突，甚至也與我幾年前的教法在文字上有不小的差異，以前說「挺胸夾背」，現在改成「壓胸夾背」，一字之差，把「挺」改成「壓」，這背後是有原因的。以往在教背蹲舉的時候，因為槓鈴揹在上背後，訓練者最容易發生的錯誤之一就是駝背，而駝背最直接的相反就是挺胸，每當看到學生駝背的時候，只要提醒要挺胸，大部分的學生都可以立即反應過來，改掉駝背的姿勢，所以挺胸基本上是沒錯。

但是這個指導語沒有預防到的一個現象，就是挺胸其實也可能挺過頭，挺胸過頭會把肋骨往上抬，造成原本在吸氣閉氣之下，已經繃緊的腹部肌群又拉長。拉長的核心就等於降低了壓力，降低了壓力等於降低了穩定性，不穩定的腰椎就容易被壓力改變了姿勢，此時若心裡又只想著挺胸，很可能就會挺出一個過度伸展的腰椎。要知道在負重情況下，最適當也最安全的腰椎姿勢是中立姿勢，偏離了中立姿勢之後，無論是向前（過度伸展）或向後（圓背／駝背），腰椎的受傷風險都會提高。

前面提過核心的結構很像一個圓柱體，圓柱體的頂面（橫膈膜）和底面（骨盆底）越是「面對面」，越是能夠加壓力，越能夠保護腰椎。過度挺胸很像是一個上蓋被翻起（肋骨上提），下蓋也被扭轉的圓柱體（骨盆前翻），圓柱體的「牆壁」（核心周圍肌群，包括腹肌和背肌等）會跟著變形，變形的圓柱很難用呼

吸法加壓力。這樣一來，雖然在外觀看起來不駝背，甚至可能被人誤認為臀部很翹，但是實際上核心的壓力一不足，腰椎穩定性下降，危險性上升，自我保護的機制啟動，抑制了力量的輸出，自然無法有效「釋放」四肢的力量。

與壓胸同時作用的是「夾背」，夾背是把肩膀向後向下收緊的意思，因為如果指導語只強調壓胸，訓練者可能為了顧及壓胸而變得駝背，即使腰椎姿勢尚在中立範圍，但可能會彎曲胸椎，變成一個佝僂的姿勢。除此之外，肩胛骨和肩關節也依循著人體「中軸穩定，四肢發力」或「近端穩定，遠端發力」的原理，也就是說，要讓手臂可以如雙腿一般用力，人體的中間軸也一樣要提供穩定性。在下肢方面，最接近雙腿的中軸就是腰椎，所以腰椎的穩定與雙腿是否能自由用出巨大的力量息息相關。而上肢也有類似情形，在腰椎已經穩定的前提之下，上肢相對應的中軸結構也是軀幹，而更仔細講，與雙臂直接相連的結構是肩胛骨，肩胛骨若是不在原位收緊，則無法發揮「近端穩定，遠端用力」的效用。因此，壓胸夾背同時到位，將可製造最高的軀幹穩定性，讓四肢可以用力。

扭地夾臀

「壓胸夾背」是關於核心上蓋姿勢位置的指導語，「扭地

夾臀」則是關於核心底層位置的指導語，關係到骨盆底是否「鎖緊」。肌力訓練要成功，必須要製造一個最穩定的全身結構，讓身體發揮最大的力量，去對抗最大的外力，藉由循序漸進逐步加重的過程讓身體更強壯，才能在任何地方任何情境發揮力量。因此，任何一個有助於更大力量的細節都不應錯過，而骨盆底和臀部的用力方式，就是一個很容易被忽略的環節。

　　一個很用力的深呼吸，一個很強勁的橫膈膜，配合很堅固的腹背肌群，等於一個巨大的壓力一股腦往下壓，如果沒有把骨盆底鎖緊，整個過程會變成便祕時用力排泄的方法。要把壓力留在核心，必須要把這一股腦向下壓的壓力給擋住，臀部要用力參與，圓柱體才會變得又強又壯，腰椎才會受到保護，且扭地夾臀的過程，也把臀部和雙腳「多餘」的活動度都「扭緊」「鎖緊」，具備如此高的全身穩定性，力量才會釋放出來，而扭地夾臀是目前我們使用過最能表達這個意思的指導語。

【三腳架原理】
　　所謂的扭地，必須要先讓雙腳抓地，而抓地的描述方法有很多，其中一個很能有效傳達意思的是「三腳架原理」。所謂的三腳架原理，是教人要把「大拇趾根」「小趾根」和「腳後跟」三個點用力抓緊地面，接著，在三點抓緊地面的前提下，抓著地面用力往外轉，也就是同時讓左腳在原地往左旋轉，右腳在原地往

右轉，藉著抓緊地面扭轉的力量，把臀部用力收緊，雖然整個動作裡雙腳是靜態的，但此時若從外觀觀察，會發現膝蓋有微微往外旋轉的趨勢，臀部肌群在此刻便會開始收緊。

當「吸氣閉氣，壓胸夾背，扭地夾臀」這三個原則都已經到位，中軸穩定已經達到人為可達的一個高點，身上多餘的活動度都已經被鎖緊，就可以承受「單次最大」的用力。深蹲、硬舉或是握把式深蹲等大重量動作都可依此要領操作，這是一個確保安全性又可以發揮大重量的有效訓練方式。

其他呼吸法

不過，人並非永遠只做「單次最大」用力，面對不同的用力情境，呼吸法其實會有許多變化，以下舉例說明之。首先，如果所對抗的外力很巨大，但是時間又很長，單次閉氣的用力方式顯然無法應付需求。因為長時間用力需要呼吸換氣，否則會缺氧，強行做長時間的閉氣可能會導致頭暈目眩，這樣的情形應該要避免。但是，前面也提到，如果在用力過程任由空氣呼出體外，會降低核心壓力，進而降低腰椎穩定性，導致力量出不來。因此，必須要有一個既可以換氣，又可以維持壓力的方法。這個時候，短吐氣就派上用場。

短吐氣

我們知道換氣需要先吐氣，但又慢又長的吐氣會讓核心壓力降低，那為何短吐氣可以維持壓力呢？因為當核心充滿了壓力，而我們用類似「吹箭」方式用力而短促的吐一口氣，短吐氣的時候我們可以同時用力抵緊核心，不讓壓力外洩，甚至可以這樣說，在短吐氣的那一刻，其實壓力還飆升了一下。如此一來，既可以保持規律的呼吸，又可以維持核心壓力，成為適合持續用力的呼吸法。負重行走所使用的呼吸法就是此類，在負重行走當中，如果重量非常重，無論是用雙手提走，或是背負式行走，還是重量夠大的單手提走，因為要維持中立腰椎姿勢達一段不短的距離，因此必須要持續以呼吸法護衛身體的中軸線，同時扛著體外的大重量，一步一步往前走。又深又長的呼吸法造成的核心壓力波動太大，容易在核心壓力不足時失去力量。因此，守住中軸線同時用短吐氣、短吸氣的方式持續穩住腰椎，才能順利完成動作。

瞬間呼吸法

如果要使用的是一瞬間的力量，例如踢、打、摔、投擲、跳躍等高爆發力的動作，慢條斯理的吸氣閉氣、壓胸夾背、扭地夾臀，有時間上的不可能性，而且這些動作各有各的特殊姿勢，也無法考慮抓地程度與軀幹姿勢，因此，需要有最簡版的瞬間呼吸

法。在這諸多的限制之下，瞬間可以爆發出力量的呼吸方式，可以採用類似腹式發聲的方式，就地憋緊腹部以用力短吐氣，由於這種方式近乎喊叫，許多的武術都因此發展出適合發出各種勁道的喊聲，或是即使沒有喊出聲音，也會發出短速的吐氣聲，有些選手打拳時會發出「嘶、嘶、嘶」的聲音，有些則會發出「嚇、哈、嚇、哈」的聲音，在許多武術裡越是聲如洪鐘，越是力大無窮。這些都回歸到最終，核心若能劇烈增壓，核心穩定性就可以提高，當中軸穩定性提高，四肢的發力潛力就能提高。

平日呼吸法

上述的呼吸方法都是在描述極端用力的現象，但這不表示只有在極端用力的時候，才會有使用呼吸法去穩定核心的必要。事實上，**呼吸法對核心穩定性的功能，在任何時候都是有效用**的，只不過當人體用力的需求不大，脊椎姿勢也處於自然中立的時候，核心可以僅僅維持一個低度的內壓力，來分擔一些些脊椎的壓力。但當人體姿勢改變，例如彎腰搬動地上的物品、從蹲姿站起、轉身，或者是需要高舉雙手，此時的核心壓力需求就開始提高。大部分的輕度日常動作都只需要輕度的核心穩定性，除非因為缺乏運動導致的動作控制失調，否則身體經常是在無意識的情況下就自動調節核心內壓，直到有劇烈改變姿勢或對抗巨大的外力的時候，才會需要刻意用力。

不過，值得一提的是，在缺乏身體活動的現代人裡，有許多人其實已經失去一些人體自然動作功能，其中也包括利用呼吸法穩定核心和腰椎的習慣，變成一切都只依賴姿勢肌群的肌力。許多缺乏運動、長期坐姿，或是為了維持體態而整天神經兮兮地收小腹的人，核心內壓空虛，姿勢肌群的力量通常也不強，所以容易造成各種看似無原因的酸痛，也可能讓腰部在日常生活裡暴露在過高的風險中。核心穩定性的重要性，影響了幾乎所有大重量訓練的動作品質和安全性。

討論完了核心穩定的方法之後，接下來要來談談肌力訓練的動作，而我將再次回到進階與退階動作的概念，從這個概念談起，再來討論實際的訓練動作選項。

肌力訓練的進階 ／ 退階模式

肌力訓練固然有許多好的動作，比方說健力比賽的三項：蹲舉、臥舉、硬舉，以及傳統肌力訓練常見的肩推、分腿蹲、側蹲、划船、引體向上等等。但這裡要提出的是一個非常現實問題，就是雖然這些動作都非常有效益，可是大多數的中老年人（甚至多數成年人）都未必做得出來。所謂的做不出來，不是動作熟悉度的問題，動作熟悉度可以經過教學和練習逐漸進步；比較大的問題是，中老年人通常在動作控制方面或多或少會有功能性的限制。

比方說，缺乏肩關節活動度、缺乏腰椎穩定性、缺乏踝關節活動度，或是缺乏髖關節控制力。這些限制或許對年輕訓練者來說，只需要經過簡單的滾筒放鬆、靜態伸展，或是使用按摩槍、按摩球等工具，就可以在運動前利用十多分鐘的時間，矯正到一個可以參與訓練的程度。但是隨著訓練者的年紀越大，通常動作功能限制的數量較多，程度也較嚴重。面對這個問題，許多實務工作者採取的方式是耐著性子慢慢處理，期望把問題處理好了之後再進行肌力訓練，畢竟在功能缺損的動作形態上加壓力，很容易引發代償或傷害，這絕對不是大家所樂見的。

不過，這種慢條斯理處理關節活動度和穩定性等功能限制的手段，有個重要的缺陷，就是處理的時間可能非常的長，而長年累積的動作功能限制往往十分「頑強」，不容易在數分鐘內產生足以進行負重訓練的效果。比如說，一位七十歲的訓練者，可能已經數年不曾將雙臂伸直並且高舉過頭，這時候如果要進行肩推，或是要學習深蹲的揹槓姿勢的時候，會發現肩關節怎樣也無法打開到理想的範圍。這樣的情形如果發生在年輕人，通常立刻進行一些簡單的放鬆伸展就可以達到效果，但是中老年人的立即效果通常很低，可能要在接下來的數週甚至數月的課程裡，每次都花掉一大段時間處理肩關節活動度的問題。

這樣的處理方式可預期的最佳效果是問題慢慢被解決掉，但

是大多數的時候很可能事與願違，因為許多的動作功能缺損與日常生活的姿勢習慣有關，訓練中雖然短期製造了一點效果，但是一旦回到訓練者的日常生活習慣，問題隨即故態復萌。相較日常生活的總時間，運動時間其實只占每週的少數幾小時，即使非常規律的每週三次訓練，也只占一週總時數的數十分之一，所以造成的改變很小，恢復原狀的速度卻很快，因此容易陷入一種永遠都需要矯正，卻永遠都矯正不好的窘境。

此外，許多動作功能的限制有可能是「結構性」的，也就是說，這不再是一個簡單伸展或學習用力的方式就可以解決的問題。問題可能是骨骼或關節已經產生形變，這通常已經是醫療等級的問題，矯正訓練變得無用武之地，日復一日的矯正訓練，可能會耽誤訓練者真正進行肌力訓練的進度。**要知道中老年人的訓練是與時間賽跑，得不到有效的壓力刺激，身體就會繼續退化**。如果幾個活動度或穩定性的問題耗掉初學時期的前兩三個月，那不單單只是慢了兩三個月開始訓練，可能是放任身體再退化了兩三個月。

講到這裡必須補充說明，這樣的論述並不表示矯正訓練是無意義或不重要的，矯正訓練對大多數簡單的動作限制都有立即改善的功效，是一套方便、安全又強大的工具。但是，矯正訓練通常只能幫助暫時打開活動度或提升穩定性，真正要讓這些功能「定

型」的其實是肌力訓練。換言之，唯有在完善的動作幅度裡練出力量，這個動作幅度才會逐漸變成自然。所以，雖然訓練者各個關節的活動度、穩定性以及控制力是一群重要的議題，我們必須要面對一個更真實的問題，那就是「如果矯正太費時，或是根本矯正不好，該怎麼辦？」

一個有效的解決方法，就是利用前面已經提過的概念，去設計一套具有「進階」和「退階」模式的訓練方式，繞過無法立即處理的動作功能限制，直接進行肌力訓練。所謂的進階和退階，簡單來講就是在相同的動作形態上，選擇較難或較簡單的動作選項來達到訓練效果。**進階動作和退階動作必須都是肌力訓練，都是有負重潛力的大重量訓練動作，且進階退階之間要有某個程度的關聯性，讓退階動作成為進階動作的準備訓練，進階動作則是退階動作的強化訓練**。當一位訓練者無法安全的進行教練所設想的動作時，教練就應該尋找一個退階動作，這個退階動作必須能夠適合訓練者目前的程度，包括力量水準和功能性限制等，同時，用這樣的退階動作進行訓練之後，會提升肌力和動作品質，讓訓練者能逐漸銜接進階動作，或是直接達成進階動作所想要的效果。

舉個實際的例子來說，一位高齡的訓練者，需要用槓鈴背蹲舉的方式強化全身肌力，但是肩關節活動度不足，導致無法順利的將槓揹在背後肩膀上，同時又因核心肌力較弱，無法在負重狀

態下維持夠久的中立脊椎姿勢，再加上髖關節、膝關節和踝關節各自有不同的活動度和穩定性的問題，導致深蹲到底時無法維持一個四平八穩的蹲姿。這樣的現象雖然可以針對所有有問題的關節都進行矯正，但是就如前面篇幅所述，矯正可能曠日費時，耽誤進步的機會，同時也可能會陷入短期效果的無限迴圈，使訓練者一直停留在相同的問題原地踏步，無法展開長期進步的計畫。因此，比較推薦的做法是，在不嚴重改變「負重深蹲」這個動作的特性和效果的前提之下，利用器材、場地以及姿勢方面的調整，讓訓練者「今天」就使用退階動作開始進行負重訓練，待身體變強一些之後，再重新審視動作限制的問題。

退階動作

具體該如何退階呢？肩關節活動度不足的問題，可以利用安全深蹲槓來解決。安全深蹲槓是一個具有兩支握把的特殊槓，兩支握把在身體的前側，雙手要抓握時無需特別大的肩關節活動度，且這種特殊槓的設計讓訓練者即使放開雙手，槓鈴仍然會穩穩壓在肩上。不穩定的核心可以利用雙手扶著蹲舉架來獲得額外的穩定，讓脊椎變得更安全，歪七扭八的蹲姿底部動作，可以利用箱上蹲的方式，利用槓片堆疊出的凳子，或是使用專門用來做負重訓練的椅子，讓訓練者先在低點坐好坐正，在系統重量（體重＋槓重）都由凳子和地板支撐的情況下，調整好適當的蹲姿，再以

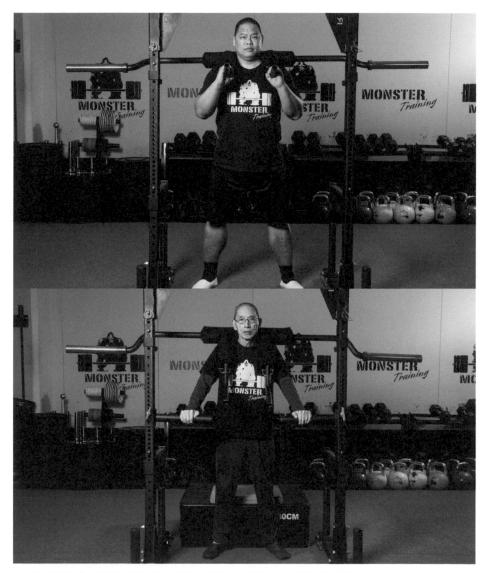

▲安全深蹲槓在身體的前側有兩支握把，抓握時無需特別大的肩關節活動度。
▼這種特殊槓的設計讓訓練者即使雙手不扶著背上的槓，槓鈴仍然會穩穩壓在肩上。

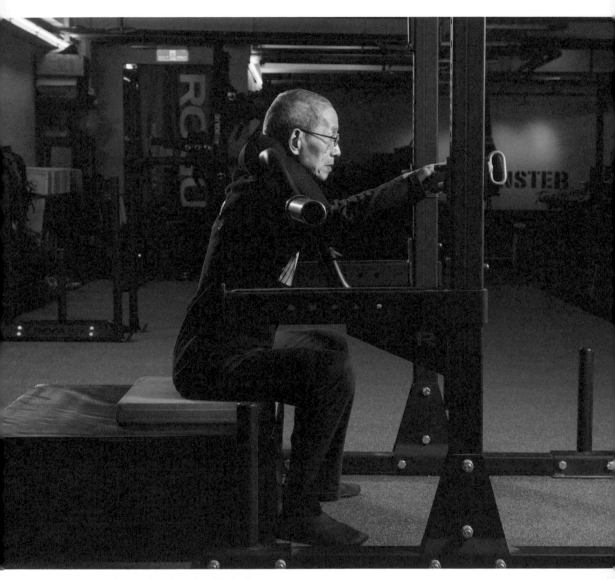

▲以雙手扶著蹲舉架的方式，揹著槓鈴站起來

雙手扶著蹲舉架的方式，揹著槓鈴站起來。這樣一來，原先遭遇到的活動度和穩定性的問題都解決了，而且這是一個不折不扣的負重動作，大多數的初學者都可以立即掌握要領，並且逐漸增加背上的負重。

這種訓練方式有許多好處，第一個最明顯的好處當然是安全。對於活動度和穩定性不足的訓練者來說，傳統的直槓訓練具有過多的風險，肩關節活動度不足可能會讓槓鈴背在不對的位置，讓雙手承受過多的壓力，導致肩膀、手肘或手腕的受傷。穩定性不足的核心，容易導致彎腰駝背的蹲姿，而控制力不佳的下肢關節，更讓整個動作充滿了不可預測性。這樣逕行訓練的風險太高，而退階動作可以一一控制這些風險。此外，退階動作本身具備的負重潛力，用安全深蹲槓直接避開肩關節活動度問題，扶在蹲舉架的雙手彌補了核心穩定性的問題，最低點可以坐上去的箱子限制了下肢關節出錯的機率，這些措施的共同效果，就是讓訓練者可以安全的在槓上加重量。

退階動作不是任選一個比較簡單的動作就好。所謂的退階動作，除了本身是可以負重的重量訓練動作之外，更需要可以為進階動作鋪路，或是繞過目前的限制，直接獲得訓練的效益。以前述的握把式箱上蹲為例，雖然借助了手臂的穩定力量，也借用了箱子的支撐力，看似已經把深蹲動作簡化了許多，但是在站起來

的過程中，下肢做的動作仍然與深蹲十分類似，因此可以鍛鍊到深蹲的三關節伸展力（髖關節、膝關節、踝關節同時伸展產生的力量），這個三關節伸展力可以當作未來學習深蹲的基礎。此外，雖然動作過程當中有雙手的輔助，讓核心穩定性不足的訓練者也可以安全的負重，但實際上整個過程當中，脊椎也承受到了壓力刺激，獲得進步的效果。

　　以下將介紹主要訓練動作型態以及簡單的退階選項，值得提醒的是，這裡介紹的是一個很簡單的範例，實際訓練時仍然可以有更多的變化動作，以配合訓練者特殊的個別需求或差異。此外，**進階與退階的順序是個別化，而非所有人一體適用的**。舉例來說，對於肩關節活動度不足的訓練者來說，從直槓背蹲舉換成安全深蹲槓（SSB）的過程可能是一個合理的退階，讓肩關節活動度的問題不會影響下肢及軀幹的訓練，但對於肩關節活動度正常的訓練者來說，直槓背蹲舉和 SSB 蹲舉其實沒有明顯的難度差異，無需視任何一個動作為進階或退階。

　　除此之外，**以下介紹的動作主要用於中年及老年訓練者訓練「初期」的課程，隨著肌力越來越強，運動能力越來越好，可以採用的變化動作也越來越多**。因此，無需將下列的動作範例當作強調某些動作「優於」其他所有動作的證據，只要沒有過高的風險，每個動作都有其存在的價值，是否應用得當才是訓練最重要

的考量。另外需要再次提醒的是，以下的訓練範例並無意取代專業教練的角色，重量訓練技術需要一段時間的訓練，訓練過程中若有即時且充分的回饋，都會大幅提升訓練效果和安全性，因此對於無基礎的初學者來說，效率最高的訓練方式，仍然是找一位熟悉這些動作且具有長期訓練背景的教練來學習，以免在訓練初期被簡單的錯誤耽誤了進步。

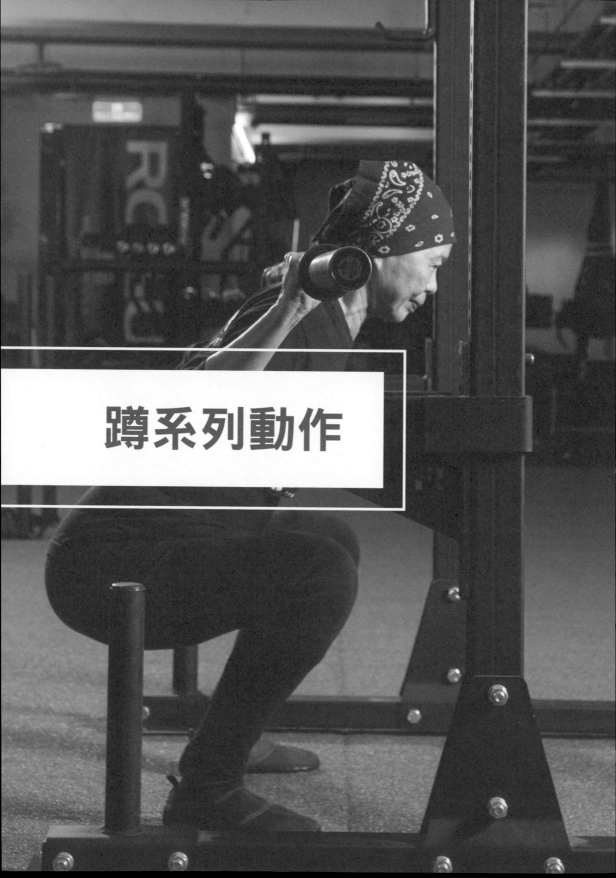

蹲系列動作

蹲系列動作最常見的是背蹲舉，背蹲舉被一些人譽為重量訓練之王，因為這個動作不但是非常理想的下肢及軀幹力量訓練，因其姿勢結構的特性，連上肢都會有強力的參與，而且又因為背蹲舉可以舉起相對較大的重量，因此對於肌肉、骨質和神經系統有顯著的提升效果。簡單來說，一個訓練計劃裡若包含了深蹲或是蹲系列的動作，整個訓練課程的效果就會很明顯卓著，如果捨棄了蹲舉，即使做了大量其他小動作，效果可能都不如只做蹲舉來得好。以下介紹低槓式背蹲舉的訓練要領。

蹲舉的先決條件有以下幾個，首先，訓練者必須具備足夠的肩關節、髖關節和踝關節活動度，以及核心穩定性。在肩關節方面，必須要能無阻滯的做出揹槓姿勢，讓槓鈴穩穩的放置在後三角肌平台上。所謂的後三角肌平台，指的是在肩關節外旋、肩胛骨收緊的情況下，後三角肌在背後呈現的小水平面，這個位置有非常剛強的結構力量，是擺放槓鈴的好地方，但前提是肩關節的活動度要充足。勉強將僵硬的肩關節拉扯到揹槓位置，很可能引發不必要的代償動作。使用代償動作負重會帶來過高的受傷風險，因此擁有充足的肩關節活動度是十分重要的。

髖關節必須有充足的活動度，讓深蹲到大腿過水平線的姿勢可以暢行無阻，大腿表面剛好過水平線是訓練上常用的基本動作幅度，此刻同時也是髖關節概略低於膝關節髕骨上緣的位置。

▼深蹲到大腿過水平線

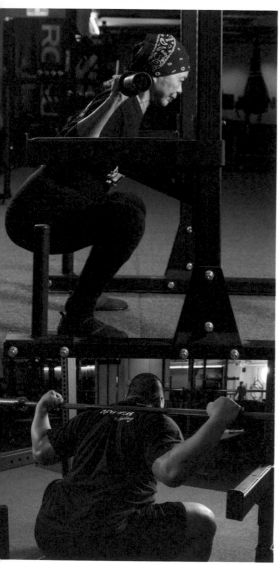

▲後三角肌在背後呈現的小水平面

踝關節的活動度在低槓式背蹲舉裡較不明顯，通常大多數初學者都已經具備，踝關節的活動度在前蹲舉的時候比較會是個問題，不過目前先將焦點集中在背蹲舉，關於前蹲舉的活動度問題暫時不贅述。

核心穩定性或軀幹穩定性是蹲舉成功的關鍵，也是保持訓練安全最基本的條件。核心的穩定性需要靠適當的呼吸法維持，關於這部分的論述在前面中軸穩定性的篇幅已經介紹過，在此也不再重複。值得注意的是，核心穩定性必須要在動作中保持，所以訓練者的呼吸法要能夠做到在下肢有動作的過程裡，持續保持脊椎的穩定性。用一個微觀的角度來看，就是要能夠做到「動髖不動腰」。

訓練者的身體條件如果能夠充分具備，也就是至少具有充足的肩關節和髖關節活動度，以及夠強的核心穩定性，即使年長的訓練者也可以使用跟一般健康成人一樣的訓練方式，並且開始用安全的姿勢循序漸進的增加舉起的重量。

　　比較麻煩的是，許多中老年訓練者的活動度和穩定性並不理想，這其中當然有可以矯正的部分，但是一方面矯正需要時間，如果費時太多等於耽誤了肌力訓練的進程。這並不是什麼急功近利的態度，而是因為**抗老化的訓練其實是在跟退化賽跑，越快讓壓力刺激安全地「輸入」人體，人體就越快開始向上適應**。除此之外，有些活動度問題是無法或非常不容易矯正的，例如某些高齡者可能因為過去的舊傷、長期的姿勢習慣或是骨骼方面的其他問題，導致關節的活動度「卡」在某個範圍，無法活動開來，這時候就必須使用退階動作來進行。以下就肩關節活動度、髖關節活動度和核心穩定性不足的三種情形，設計適當的退階訓練方式。

背蹲舉

動作的初期，身體呈現站姿，槓鈴位在後三角肌平台上，同時
也位於腳掌心的正上方，用呼吸法鞏固核心穩定性，接著同時
把膝蓋外推，臀部慢慢往後推，在不影響平衡的情況下盡量推
遠，讓腿後肌盡量參與用力，像是要坐在一個後方一步之遙的
隱形椅子上一般，蹲到大腿低於水平線的位置。

軀幹的角度會因為臀部往後推的關係而向前倒，前傾的程度可
能比許多訓練者想像得要多得多，最低點幾乎像是快要面對地
板一般。在最低點保持閉氣不換氣，依循著相同的軌道用雙腿
和臀部的力量將自身推起，推起的過程「肩」與「髖」同步上
升，肩膀的移動不超過髖（否則會向後仰），髖的移動也不超
過肩（否則會變成鞠躬），整個過程維持槓鈴對準腳掌心的姿
勢，直到完全站直為止。

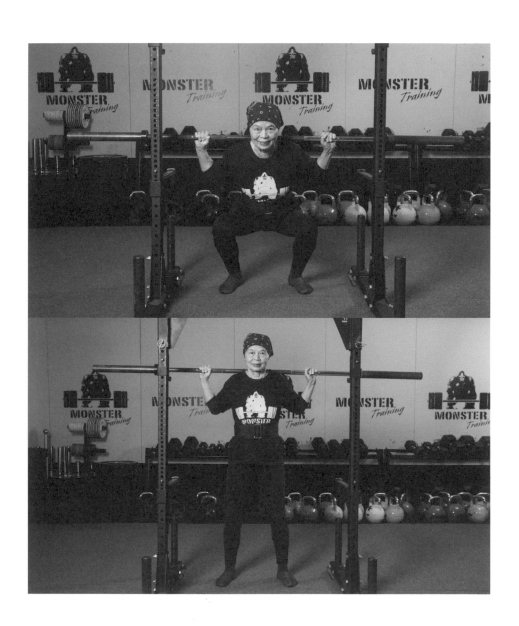

肩關節活動度
不足的退階

背蹲舉的「退階」 ┬ ■ 安全槓深蹲─肩關節活動度不足的退階
                ├ □ 箱上蹲
                └ □ 握把式深蹲

肩關節活動度不足的訓練者，最簡單的退階方式是使用安全深蹲槓（Safety Squat Bar）。這是一種具有兩支前桿的特殊槓鈴，在競技運動員及大力士比賽的圈子很受歡迎，許多健力選手也將之作為深蹲訓練的變化動作選項之一。

使用安全槓的深蹲

安全深蹲槓可以讓訓練者雙手握住位在身體前側的兩支前桿來穩住槓鈴，無需將肩關節打開到背蹲舉揹槓的位置，身體前側的握把無需任何額外的肩關節活動度即可握到，因為人體本來就很習慣將雙手置於身體前側。安全深蹲槓的另外一個特性是因為槓鈴多了兩支前桿，而這兩支跨過肩膀的前桿也等於是直接把壓力分擔在肩膀上，讓背後的壓力分散，對於許多揹槓會感覺背部不適的人來說，可能是一個釋放背部壓力的做法。少數的人會因為肩膀上的兩支前桿感到不適，這通常是因為安全深蹲槓的尺寸不適合身材，可以藉由改換不同尺寸的槓來解決這個問題。

安全深蹲槓的蹲法與背蹲舉略有差異，因為槓鈴在背後的位置和高度會影響身體在深蹲過程的前傾角度，使用傳統直槓所做的低槓式背蹲舉可以製造相當前傾的角度，使腿後肌獲得充分的參與。安全深蹲槓通常會讓槓鈴的位置偏高一些，致使深蹲過程當中身體前傾的角度略減，這可能會減少腿後肌的參與。不過這

並不是什麼大問題，如果擔心腿後肌因此缺乏鍛鍊的話，可以在課表當中納入直膝硬舉、早安運動或其他硬舉系列動作來補強。

　　使用安全深蹲槓基本上可以說是「繞過」了肩關節活動度的問題，讓訓練者可以直接開始接受循序漸進的大重量刺激。但這過程並未針對肩關節活動度進行矯正，因此如果肩關節活動度的狀況經過評估後認定是可以改善的，則適當的放鬆伸展運動可以跟安全深蹲槓的深蹲訓練同步進行。如果經過評估之後認定肩關節活動度的狀況無法改善，或至少是無法用肌力訓練領域裡的技術改善，則可能要由訓練者自行決定是否將問題交給醫療領域的專業人員處理。

　　如果肩關節活動度是訓練者目前唯一的問題，則以安全深蹲槓的方式進行下肢蹲系列動作，應該就可以解決問題，並開始堆疊長期的肌力進步效果。

　　事實上，有些特別偏好安全深蹲槓的訓練者可能會常年使用此槓，畢竟安全深蹲槓本身就是一個可以提供完整訓練的器材，即使肩關節沒有問題的訓練者也可以把安全深蹲槓當作主項目。至於肩關節活動度不足以做低槓式背蹲舉的訓練者，只要在日常生活中不造成困擾，有些人也不再處理，並且直接使用深蹲安全槓作為蹲系列動作的主要項目。

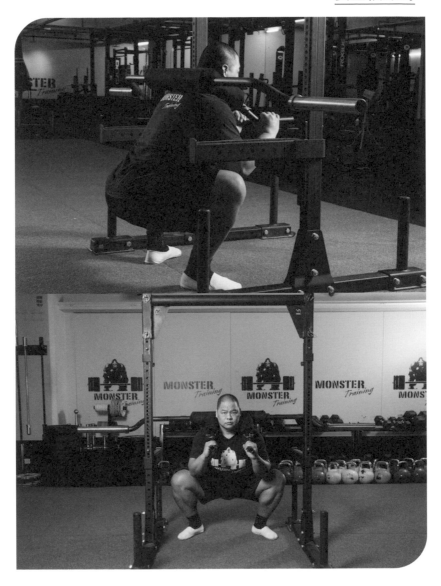

髖關節活動度
不足的退階

背蹲舉的「退階」 ──┬─ ☐ 安全槓深蹲

 ■ 箱上蹲 ── 髖關節活動度不足的退階

 └─ ☐ 握把式深蹲

如果除了肩關節活動度之外，髖關節活動也是個問題，使訓練者無法順利地蹲到夠低的深度，也就是大腿剛好低於水平線的位置，先確認影響髖關節活動度的因素並非醫療相關因素，則可以針對髖關節活動度進行退階訓練。

髖關節的一種常見的退階訓練，其實就是把髖關節活動度當作漸進式的訓練項目，最簡單的做法就是使用箱上蹲。

箱上蹲

所謂的箱上蹲，就是在深蹲的場地準備一個可以承重的箱子、板凳或穩固的槓片堆，用來讓深蹲到底的時候可以「阻擋」訓練者蹲過低。這是因為缺乏髖關節活動度的訓練者如果硬要蹲低，往往會產生一些代償動作，例如駝背或擠壓膝關節等，因此需要用箱子來控制深蹲的最低點，箱子的高度剛好符合目前髖關節所允許的最低深度，才可安全的進行負重訓練。

漸進式超負荷的箱上蹲訓練，可以讓訓練者盡快開始接受壓力刺激，同時在一段時間的「高箱蹲」後，可以試著逐步且溫和地降低箱子的高度。需要密切注意的是箱子降低的過程是否伴隨著姿勢的走樣，如果一切正常，則可以把箱子的高度用漸進的方式逐步降低到水平線。值得注意的是，在這過程當中，蹲得越低

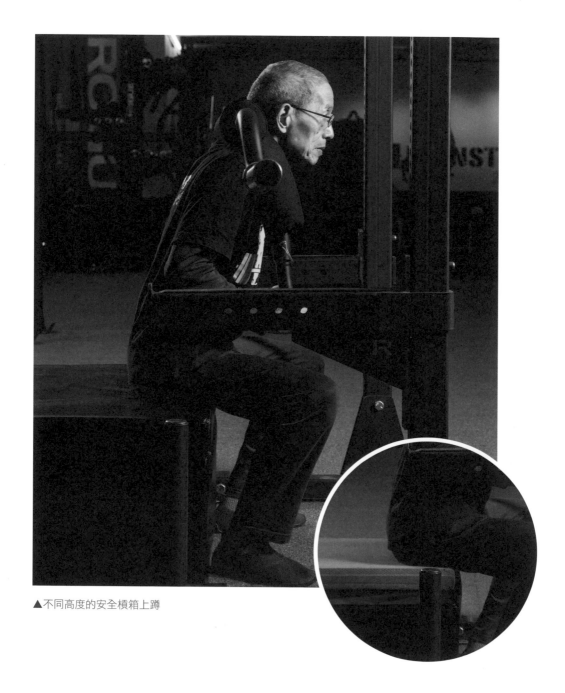

▲不同高度的安全槓箱上蹲

其實難度也變得越高，因此在箱子降低的時候有可能出現重量「倒退」的情形，這不是因為訓練者變弱，而是因為更深的動作幅度原本可支撐的重量就比較輕，無須多慮。

　　訓練者在此時可以做出一個抉擇，就是要「犧牲」多少的重量去換更大的動作幅度，這是一個利弊得失的權衡過程。充足的髖關節活動度是值得追求的一個能力，但是也不要忘記重量訓練的目的是為身體提供壓力刺激，如果追求活動度的過程讓壓力刺激突然變得太小，例如從高箱蹲 75 公斤，變成低箱蹲 40 公斤，則可能需要把漸進的過程再拉長一些。例如利用 75 公斤的高箱蹲，在重量盡量少變的情況下慢慢逐次降低箱子，經過數週的努力慢慢降到低箱，極有可能就此達成了一個 60~70 公斤的低箱蹲，而不是 40 公斤，如此一來，便能讓身體在逐漸打開活動度的過程中，又不會減損壓力刺激。

核心穩定度不足的退階

背蹲舉的「退階」

- ☐ 安全槓深蹲
- ☐ 箱上蹲階
- ■ 握把式深蹲 —— 核心穩定度不足的退階

如果訓練者目前的問題是核心穩定性不足，會產生比較複雜的症狀。核心穩定性不足的訓練者，很可能在負重過程中，會因為重量挑戰了脊椎的安全姿勢範圍，導致身體開始抑制力量輸出，同時也鎖住某些關節的活動度。有些外觀看似缺乏髖關節活動度的訓練者，其實是因為核心穩定性不足，在負重的情況下無法有效維持中立脊椎姿勢，身體反射性的開始在髖關節周邊「踩煞車」，導致呈現出髖關節活動度不足的外貌。

這類問題處理的方式跟單純的髖關節活動度很不一樣，因為理論上，髖關節並不缺乏活動度，髖關節活動度不足的表象，是核心穩定性不足的結果，因此需要被解決的是核心穩定性。**建立核心穩定性的做法，不外乎是訓練呼吸法以及使用靜態伏地挺身姿勢、側棒式支撐或者是一些不牽動脊椎的核心肌群訓練**。不過這些動作並非大肌群多關節動作，無法取代深蹲的效果，因此在等待核心穩定性慢慢建立的同時，需要有一些「繞過」核心穩定性不足的重量訓練手段。最簡單的做法是使用「握把式深蹲」。

握把式深蹲

所謂的握把式深蹲，是利用安全深蹲槓可以放開雙手的特性，讓訓練者在深蹲的過程中，可以「扶著」裝置在蹲舉架上的特殊握把，藉由雙手的支持提高軀幹的穩定性，藉此輔助核心穩定性，

以進行安全的大重量訓練。扶在蹲舉架上的雙手是用來幫助維持平衡，所以須特別注意不要過度的推或拉，導致蹲姿的重心位置改變。透過雙手的輔助，許多人會驚訝地發現，原先捉襟見肘的髖關節活動度居然被「打開」了。髖關節的活動度之所以不足，是因為核心穩定性不足的一個反射性的結果，如今核心在雙手扶握把的協助之下重新獲得穩定性，身體就沒有鎖住髖關節活動度的必要，因此可以順暢的進行訓練。

　　使用握把式深蹲時，訓練者應該會很快發現，能夠扛起來的重量變多了，這其中有一部分與雙手的參與有關。雙手參與，在某種程度上可以幫忙拉起一些自身體重和槓鈴的重量，但更重要的是，雙手所提供的核心穩定性，這其實符合了我們之前對核心穩定性的論述，意即當中軸穩定性提高的時候，人體的四肢能夠發出更多力量。所以握把式深蹲的能夠比非握把式的蹲舉重得許多，這不單單是雙手分擔了一些重量，實際上雙腿也有機會比平時發出更多力量，這使得握把式深蹲成為一個效益很高的退階動作，不但可以讓核心穩定性不足的訓練者開始安全的訓練深蹲，同時也有較高的負重潛力可以刺激肌肉、骨質和神經系統。

　　關於握把式深蹲，有個問題值得深入討論：**握把式深蹲是否可以單獨成為一個主要項目，而不僅僅作為背蹲舉的退階動作？**或是換一個角度來看：一個訓練者如果已經可以藉由握把式深蹲

扛起大重量來增進肌力，那是否還需要進一步學習直槓或安全深蹲槓的背蹲舉？關於這個問題，可以從以下幾個方面來看。

　　如果訓練的目地是提高肌肉量、提高肌力，刺激骨密度的提升，其實握把式深蹲就已經有很好的功效。不過，沒有使用握把輔助的背蹲舉，無論是使用直槓還是深蹲安全槓，都提供了另一個絕佳的機會，讓人在負重的情況下學習穩定，這對於中老年人維持行動能力來說，是一個不小的附加價值。因此，從長期的角度來看，握把式深蹲可以帶來顯著的進步，但是如果可以的話，**在肌力及控制力都進步了之後，可以階段性的使用無握把的深蹲版本，或是利用負重行走系列動作，去協助身體發展穩定性。**

　　以上是蹲系列動作的進階退階應用範例，這樣的例子可以配合大多數訓練者的個別差異，提供教練或訓練者在訓練時有更多的選項可以應用。要知道肌力訓練的動作雖然千變萬化，但是主要的效果還是來自於基本的動作型態，只要動作型態的要領不變，許多變化動作都可以提供類似的訓練效果。接下來討論下肢「拉」的動作型態，也就是硬舉系列的動作。

握把式箱上蹲

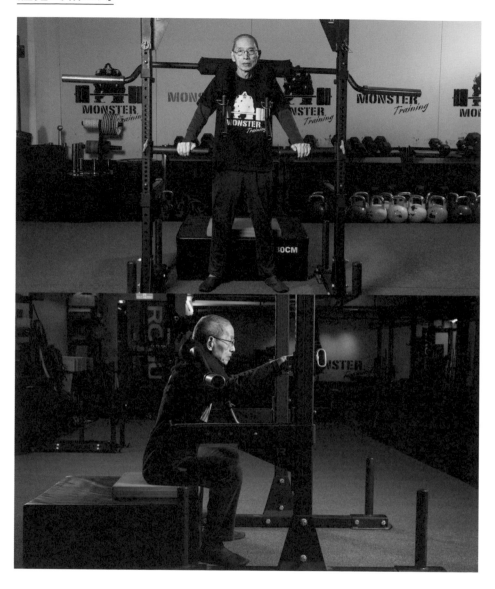

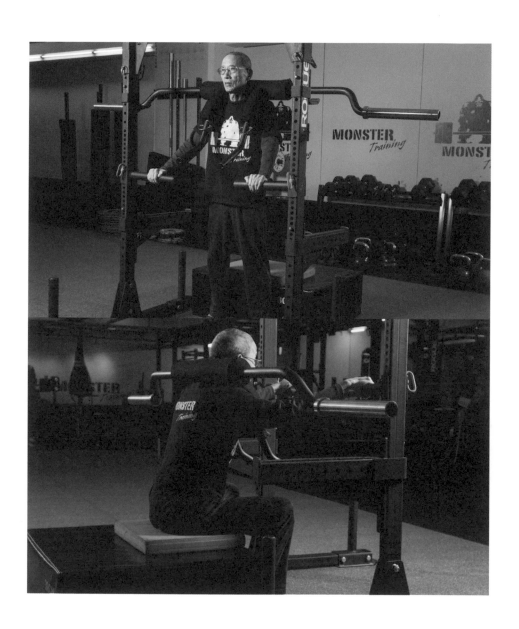

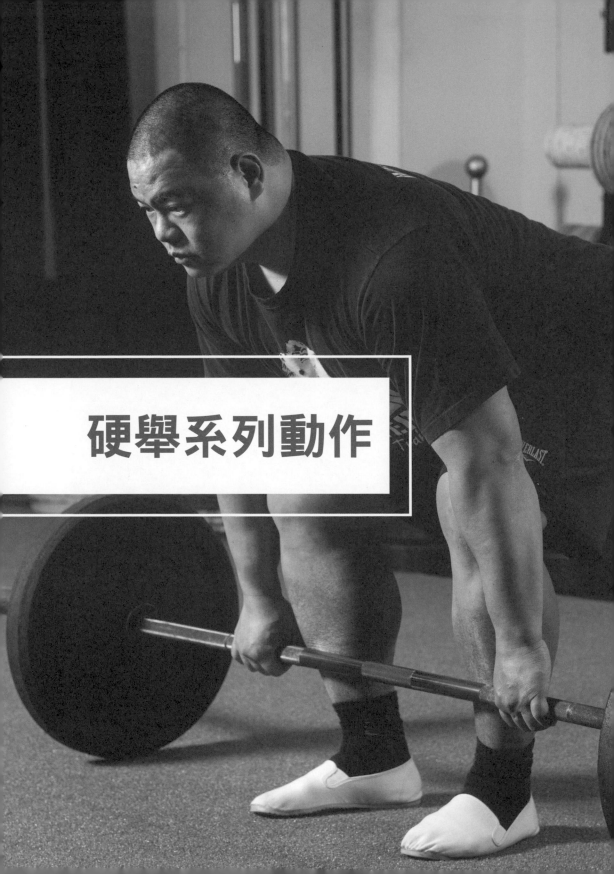

硬舉系列動作

硬舉系列動作是另一個下肢大重量訓練主要的動作型態，而其最關鍵的動作特性，就是在外觀上有明顯的「髖屈伸」動作，在功能上則扮演了「從地上拾起重物」的角色。值得一提的是，蹲系列跟硬舉系列不是兩個涇渭分明的動作型態，事實上蹲系列和硬舉系列雖然各自代表了不同的功能性動作，但是以肌肉用力的方式來說，其實兩個系列是一個連續的光譜。在您覺得更混亂之前，我先來解釋上面這段話是什麼意思。

　　蹲系列和硬舉系列各自代表了不同的功能性動作，我們可以用以下的例子來解釋。我們的下肢有三個大關節：髖關節、膝關節、踝關節，這三個關節共同用力的過程，就是大名鼎鼎的三關節伸展動作（triple-extension）。三關節伸展動作是人體最大的發力型態，在幾乎所有腳踏實地的動作裡，如果可以巧妙地動用到三關節伸展力，整個動作的力量都會變大。舉例來說，一位訓練者站著投球，跟兩腳打直坐在地上投球的距離相比，顯然是站著的時候比較遠。這是因為站著投球的時候，下肢三關節的伸展力可以經過身體力學結構的傳遞，增益上肢投擲的力道。但是當雙腳打直坐在地上的時候，下肢三關節伸展力被大幅限制，投球時只剩下來自上半身的力道，投擲距離自然也減少了許多。更重要的是下肢三關節附近的肌群肌肉量非常龐大，無論一個人整體塊頭的大小，下肢三關節肌群都是全身肌群裡相對發達的，力量也相對較大，因此對於人體的各種移動和發力能力的影響至關重要。

三關節伸展力的展現方式

三關節伸展力量既然如此重要，接下來就要討論三關節伸展力的展現方式。我們可以從兩個例子說明蹲系列和硬舉系列動作各自的重要性（這並不表示下肢除了蹲和硬舉之外沒有其他動作型態，以下的說明旨在強調這兩個系列動作的重要性）。我們可以從日常生活和運動場上觀察到，當人體對抗的壓力來自身體上方的時候，我們會看到下肢以「蹲」的方式來發力。工人要扛起肩上的裝備，消防員要扛起肩上的傷患，都會經過蹲站的過程來施力，這就是蹲系列的一個重要的功能，也就是對抗來自上方的壓力。

不過，當人體需要對抗的重量位於身體下方的時候呢？例如要提起放在地上的一桶水，或是搬動放在地面上的大石頭，此時應該要使用怎樣的動作型態呢？過去一些專家學者因為著眼於避免腰痛，因此經常建議人要用「蹲下」的姿勢搬起地面上的重物，也就是「用腳力不要用腰力」的概念。但是，這樣的建議其實會衍生出一些問題，首先，除非物體的體積很小，不然通常蹲下來搬重物的做法，重物都會落在人體重心之「前」，換言之，這個蹲姿舉起地面重物的過程，對抗的阻力很難像蹲舉一般對準腳掌心。當物體的重心對準人的重心（也就是腳掌心）的時候，因為力學角度較佳，力學效率較高，物體搬動起來感覺相對較輕。但

是當物體放置於地面且位於人體重心的腳掌心之「前」的時候，蹲姿的力學角度開始變得糟糕，重量會感覺較重，比較不容易搬動。更重要的是，一個蹲低而且重物在身體前方的姿勢，要保持中立脊椎其實是相當困難的，由於前方的重物會誘導人向前伸出雙手，因此製造了脊椎向前彎曲的潛在誘因，重物的重量更可能在動作的一開始就把已經瀕臨駝背的姿勢變成真的駝背。

比較好的做法，是利用「髖屈伸」的力量，先跨站在重物的上方，讓重物的重心盡量靠近腳掌心，然後利用呼吸法鞏固核心，保護脊椎之後，用「三關節伸展力」拉起重物，這種有明顯用髖屈伸動作發力的動作型態，就是硬舉系列的動作型態。這樣的動作型態對於沒有訓練背景的人來說，很難理解腰椎為何沒有危險，實際上腰椎在強大的呼吸法保護之下，其實比蹲下來搬動地上重物時的姿勢要安全得多。

除了搬動重物之外，移動自身體重的過程也會呈現出這兩種不同的動作型態，我們可以舉兩個非常常見的例子：垂直跳和立定跳遠，這兩個動作的預備動作，剛好符合了蹲系列動作和硬舉系列動作的動作要領。人在想要往上跳的時候，會先微蹲以蓄積力量，然後再用下肢的爆發力跳起來。這個微蹲的過程呈現了屈膝屈髖的動作，這剛好也就是蹲系列動作的特性。而當人要往前用力跳遠的時候，會先擺臂向下向後，然後進入一個大屈髖微屈

膝的姿勢，這也剛好符合了硬舉系列動作的特性。由於這兩種動作型態各自有各自的特性，而且又在人體運動表現中扮演重要地位，更重要的是，這兩類動作都有承擔大重量的潛力，因此很適合當作肌力訓練的動作型態。

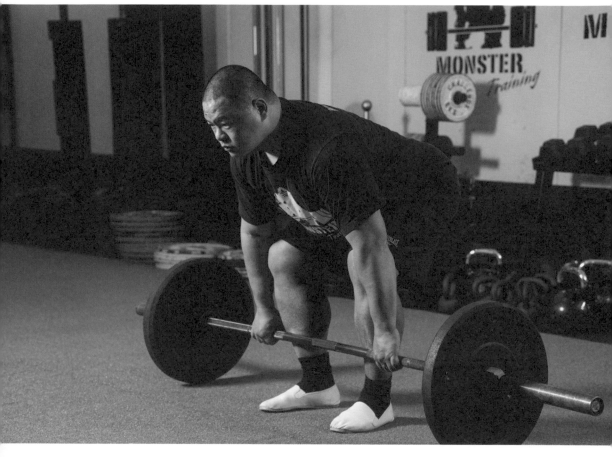

硬舉

傳統硬舉

硬舉系列動作 ┬─■ 傳統硬舉

├─□ 相撲式硬舉

├─□ 羅馬尼亞式硬舉

└─□ 早安運動

抗老化，你需要大重量訓練

硬舉系列最常見的有四個槓鈴動作：傳統硬舉、相撲硬舉、羅馬尼亞式硬舉和早安運動，此外還有菱形槓硬舉。這些動作都很適合作為「髖屈伸」動作型態的代表動作，其中最常見的代表動作是傳統硬舉。

　　傳統硬舉是一個可以負重潛力非常高的動作型態，長期訓練後的重量有可能超過背蹲舉。使用直槓做傳統硬舉其動作要領如下：裝置了適當重量的槓鈴靜置於平整的地面上，訓練者站在槓鈴正中間後方近處，雙腳腳掌心位於槓鈴的正下方，小腿與槓鈴相距約 3~5 公分。訓練者向前彎身，直到雙手握槓，握槓的距離應比兩腿略寬。握槓之後，雙腳屈膝至小腿輕輕碰觸槓鈴，雙膝應避免過度的前推，以免將槓鈴推離腳掌心。

　　藉著雙膝前推製造的活動空間，將上半身挺直，直到脊椎成中立姿勢，此時有幾個參照點應該要注意。首先，雙膝概略會與雙臂切齊，這個參照點可以協助避免訓練者臀部坐得過低；其次，肩膀會略微超過槓鈴正前方，雙臂並非完全垂直於地面，而是呈現一個向自身方向傾斜的角度，槓鈴的位置概略位於心窩處的正下方，頸椎與胸椎和腰椎皆呈現中立姿勢，目光集中在前方地板。

　　當姿勢就緒之後，利用呼吸法鞏固核心，保護脊椎，此時可能會為了深呼吸而略微挪動姿勢，但只要能夠在發力之前回到原姿

傳統硬舉

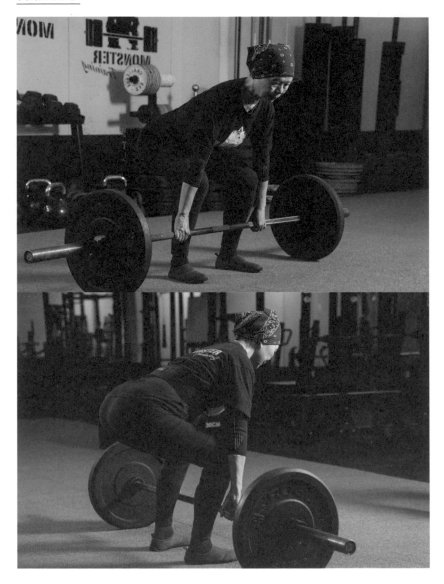

勢，些微的挪動並不影響動作的效率和安全。一旦核心鞏固，雙手用力扭緊槓鈴，雙腳用力推地，將槓鈴「推」離地面，槓鈴會沿著小腿的表面向上移動，逐漸接近膝關節，槓鈴經過膝關節後，訓練者要盡快將大腿「貼」上來，在這整個過程裡，槓鈴都必須對準腳掌心。槓鈴拉到最高點時，也就是整個人站直的時候，雙腿挺直並夾臀，同時上體挺直並夾背，讓槓鈴進入一個穩定的停點，就完成整個動作，無需再向後仰，也不應再讓槓鈴有多餘的晃動。

　　傳統硬舉是一個最好的訓練起點，這個動作可以讓人學會如何善用腹腔內壓鞏固核心，讓「腰、臀、骨盆系統」變成一個流暢又強大的發力引擎。

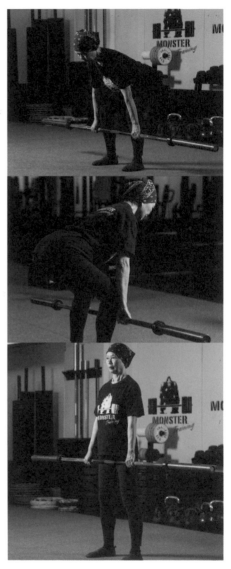

▲傳統硬舉的起點和終點姿勢

傳統硬舉雖然在傳統上附有惡名，例如有些人會懷疑這個動作的安全性，認為可能會傷腰，也有人認為這個動作只不過是健力比賽的專項動作，不值得當作多數人的基礎訓練動作。但時至今日，我們已經知道這些批評通常來自一些誤解，懷疑硬舉安全性的人，可能並不清楚呼吸法是學習硬舉的前提，而把這個動作視為健力專項動作的人，可能忽略了日常生活中無所不在的撿拾重物的潛在機會。

很多人其實在邁向中年的過程，早就已經把「從地上拾起重物」視為不可能的任務，轉而利用「聲控技術」，請年輕力壯的人幫忙抬重物。即使生活中完全不需要舉起任何地上的重物，但也不要忘記，許多日常生活的姿勢和輕負荷的動作，也會需要足夠強健的腰臀骨盆系統功能才能夠完成。舉例來說，一個糟糕的核心穩定性可能會讓人在從沙發起身、從床上坐起、漱口時低頭吐水，以及從嬰兒床上抱起小嬰兒的時候，突然間感到腰間劇烈的不適，這是因為如果我們不把呼吸法鞏固核心的做法變成一種常態，一旦核心的鞏固能力消失，在日常生活中的各種姿勢轉換和重心改變時，脊椎都會變成首當其衝的結構。一旦脊椎穩定性受到挑戰，又沒有核心穩定性的保護，脊椎附近的肌群就有可能產生不當的收縮方式和代償現象，進而產生各種看似不明原因的大小疼痛。

因此，**硬舉可以說是提高核心穩定性效果最佳的動作教育，透過安全的姿勢，循序漸進的提高硬舉所能舉起的重量，會讓很多腰臀虛弱的中老年人重新找到日常生活中適當的移動方式**。而且，這種改變是軟硬體兼備的改變，在軟體方面，訓練者會學得如何從和緩的腹式呼吸過程中直接調節出各種日常動作或姿勢所需要的核心穩定性，核心穩定性並非永遠都是剛猛堅硬的，畢竟日常生活中也有很多動作對抗的阻力並不大，核心主要的功能是提供姿勢的穩定力，這樣可以逐步減少脊椎直接承受壓力的次數，而且隨著經驗的累積，逐漸會發展出收發自如的核心穩定性。在硬體方面，維持核心穩定性的肌群和骨骼結構力量會有大幅度地提升，這可以讓訓練者對於日常生活中可能遭遇的壓力更有抵抗力。

相撲式硬舉

硬舉系列動作 —
├─ □ 傳統硬舉
├─ ■ 相撲式硬舉
├─ □ 羅馬尼亞式硬舉
└─ □ 早安運動

相撲式硬舉是傳統硬舉的一個孿生兄弟，兩者之間的差異只有一個，就是傳統硬舉的雙手位於雙腿外側，而相撲式硬舉的雙手位於雙腿內側，但也由於這唯一的差異，致使兩者在外觀上有非常大的不同。傳統硬舉因為雙手位於雙腿外側，因此站姿通常較窄，臀部的位置明顯較高，屈膝的幅度較少，動作完成時的「身高」也比較高。相撲式硬舉由於雙腿可以跨站在雙臂外側，所以在腳不碰到槓片的前提之下，雙腳可以站得相當寬，很像相撲力士在互搏之前的準備姿勢，而這也是相撲硬舉得此名號的原因。寬站姿為臀部爭取了坐低的空間，因此上半身的角度可能也抬高了不少，使得脊椎前傾造成的壓力小了一些。

　　傳統硬舉有其先決條件，核心穩定性、髖關節活動度，以及握力等等，都有可能是動作的限制因素，而這其中以核心穩定性不足，和髖關節活動不足是最常見的問題。最常見的狀況，是訓練者無法在中立脊椎的前提之下，屈身並且用雙手握到地上的槓鈴，這需要夠好的髖關節活動度（或是夠長的雙手），而這髖關節活動度可能與腿後肌群的柔軟度以及髖關節骨骼的特性有關。

　　與前述的深蹲一樣，我們在訓練的過程中，應該要專注在如何對身體施予壓力刺激，矯正動作品質雖然重要，但不能成為耽誤訓練進展的理由，因此在針對動作限制進行矯正的同時，必須要有各種退階的策略，讓訓練者可以選擇不同的項目來達到相同的目的。

相撲硬舉

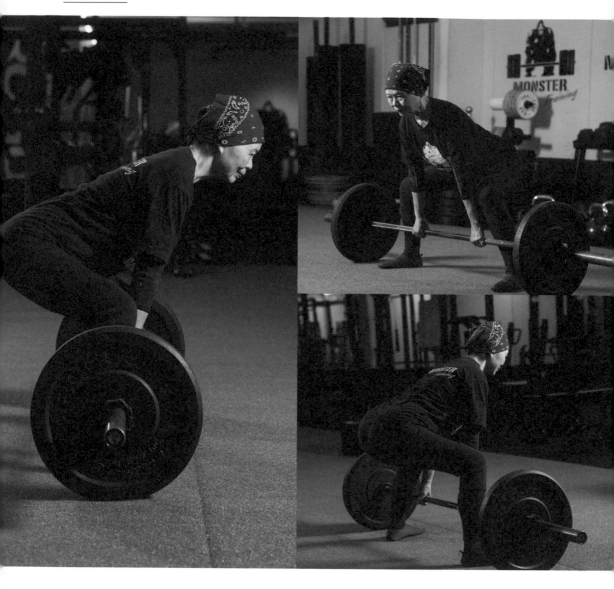

傳統硬舉／相撲式硬舉互為退階的動作

做傳統硬舉時，如果髖關節活動度不足，經常容易出現「彎腰」的姿勢，以彎曲腰椎來彌補髖關節活動度的不足。此時，如果訓練者髖外展的活動度尚可，可以改用相撲式硬舉當作硬舉系列動作的主要項目。相撲式硬舉因其寬站姿的動作特性，因此可以保持比較直立的上半身。

不過，相撲式硬舉並非一種比較簡單的傳統式硬舉，兩者對於髖關節活動度的需求各自不同。傳統式硬舉需要向前屈髖的活動度，相撲式硬舉則依賴了髖關節外展的活動度，因此兩者有可能是處於一種互為退階的動作，也就是說，遇到傳統式硬舉受限的訓練者，相撲式硬舉可能會是一個剛好的解方，同樣的，遇到相撲式硬舉受限的訓練者，傳統式硬舉可能會是一個解方。

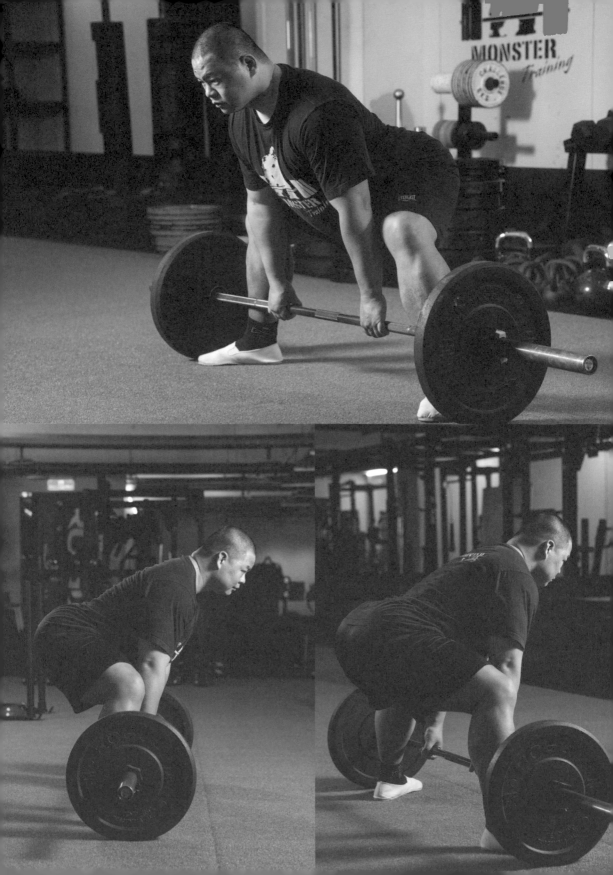

相撲式硬舉的起點和終點姿勢

◀ 起點姿勢
▼ 終點姿勢

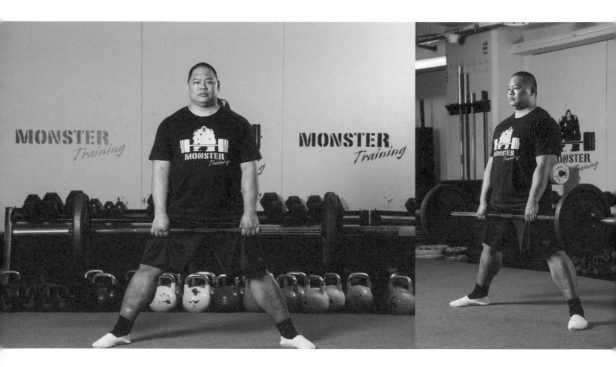

羅馬尼亞式硬舉

硬舉系列動作

- ☐ 傳統硬舉
- ☐ 相撲式硬舉
- ■ 羅馬尼亞式硬舉
- ☐ 早安運動

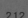

除了傳統式硬舉與相撲式硬舉之外，常見的髖屈伸系列動作尚包括羅馬尼亞式硬舉和早安運動。這兩者的動作型態有幾分類似，其中最顯著的一點就是，通常這兩個動作都是從高點出發，與傳統式硬舉和相撲式硬舉的低點出發相反。

　　所謂的高點出發，指的是從直立姿勢就先拿起重量，然後從高處慢慢把重量下降，直到適當的深度之後再循原路拉回起始位置。

　　羅馬尼亞式硬舉是一種直膝硬舉，所謂的直膝並非將膝關節壓到底的意思，在這個動作裡，膝關節壓到底的姿勢並不適合負重，硬是打直膝蓋有可能產生明顯的不適，因此要盡量避免。

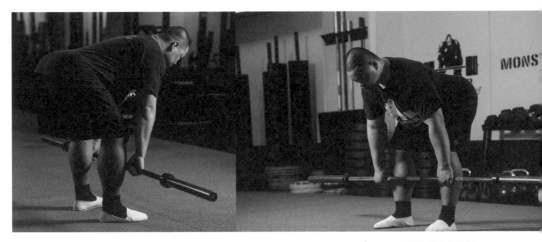

▲羅馬尼亞式硬舉

習慣上所謂的直膝，大約是膝關節彎曲 15 度以內的範圍。動作開始時，雙手抓握槓鈴或啞鈴，吸氣閉氣之後，將臀部向後推出，上半身向前傾倒，槓鈴對準腳掌心方向緩緩下降，保持脊椎中立姿勢，並且保持膝關節彎曲幅度在 15 度的範圍以內，直至腰椎概略與地面平行時，依循原路線反向將重量拉回，恢復直立的站姿。

羅馬尼亞式硬舉或是直膝硬舉主要的動作特性，是盡可能將動作幅度集中在髖關節，所以，羅馬尼亞式硬舉或直膝硬舉可以說是最純粹的髖主導動作。將主要動作幅度集中在髖關節，除了可以鍛鍊臀部、腿後、下背以及上背的肌群之外，更重要的，是可以鍛鍊核心穩定性。因為在這個動作裡核心經歷了最大的姿勢改變，對於活動度健全的訓練者來說，羅馬尼亞式硬舉的最低點可以直達腰椎與地面概略水平的深度。

值得一提的是，羅馬尼亞式硬舉與直膝硬舉的差別主要就在起點，羅馬尼亞式硬舉從高點出發，直膝硬舉從低點（地面）出發，對於活動度不好的訓練者來說，羅馬尼亞式硬舉提供了一個機會，讓動作可以在活動度許可的最低點就拉回來，無需將槓鈴碰觸地面。直膝硬舉就無法如此，做直膝硬舉時，訓練者必須要有足夠的活動度，在保持脊椎中立姿勢的前提下，向前屈髖直到雙手握槓，此時雙膝僅允許 15 度以內的彎曲，根據實務經驗，許

多成人並不具備這樣的活動度，而也如前所述，改善活動度的手段仍然可以依照需要持續進行，但在改善的過程應該要有持續訓練的選項，因此**對於髖關節向前屈曲的活動度不足以從地上拉起槓鈴的訓練者，羅馬尼亞式硬舉應該會是一個比較適當的選項**。

羅馬尼亞式硬舉雖然在動作幅度上有很好的調節空間，也可以將增加動作幅度當作一種漸進的訓練，但是羅馬尼亞式硬舉另有其困難之處。人體在直立的時候比較容易維持中立脊椎姿勢，但是隨著屈髖向前的幅度逐漸增加，對核心的挑戰性也越來越大。核心穩定性不足的訓練者，容易在過程當中不自覺地開始彎曲腰椎，而彎曲的腰椎可能會啟動身體的保護機制，讓相鄰的髖關節活動度更加收緊，以避免糟糕的動作被繼續。但此時如果訓練者或教練仍執意要繼續進行動作，脊椎就很可能變成屈曲動作發生的主要部位，這種負重時突然改變腰椎角度的動作有過高的受傷風險，如果出現這種動作，就應該要立即停止並放下重量。

羅馬尼亞式硬舉的起點和終點位置

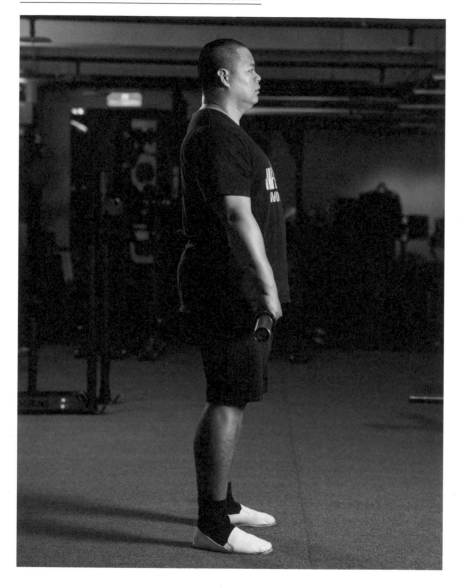

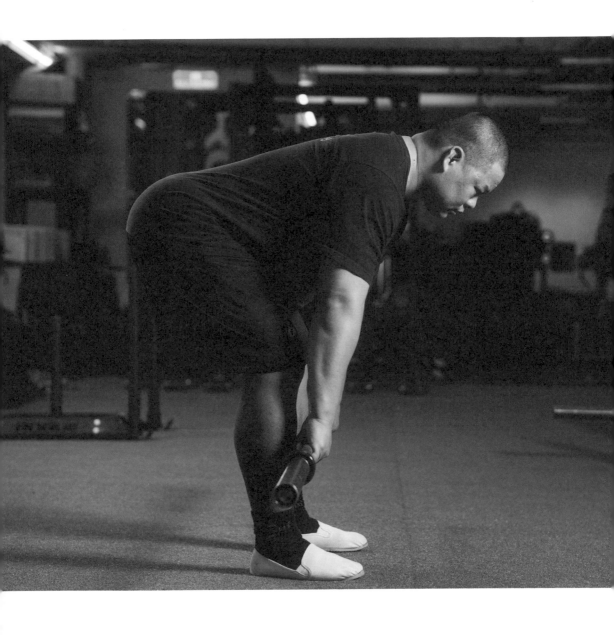

早安運動

硬舉系列動作
- ☐ 傳統硬舉
- ☐ 相撲式硬舉
- ☐ 羅馬尼亞式硬舉
- ■ 早安運動

早安運動的姿勢結構與硬舉有幾分類似，但是有一個最顯著的差別是，做早安運動時，訓練者是像深蹲一樣將槓鈴背在肩膀上，揹槓的位置也跟深蹲一樣，有高槓位和低槓位。高槓位就在斜方肌之上，而低槓位就在後三角肌平台上。**對於初學者來說，比較推薦的揹槓位置是低槓位**，因為早安運動會像羅馬尼亞式硬舉一樣，向前屈髖直到腰椎概略與地面水平的幅度，如果將槓鈴背負在高槓位，則在動作的最低點時，槓鈴的部分重量其實是由頸部支撐，對於頸部肌肉量少或缺乏鍛鍊的初學者來說，這個位置的風險過高，不宜採用。反之，如果動作之初就採取低槓位的揹槓方式，在到達動作的最低點時，槓鈴仍然會在背部肩膀上，相較於高槓位來說要穩固得多。

　　整個動作的流程概述如下：揹好槓之後訓練者再次做必要的呼吸調節，待核心穩固之後，臀部緩緩向後推，讓上半身順勢向前傾倒，直到腰椎與地面接近水平線之時，再循原路徑回到起點位置。

　　過程中應該盡量將槓鈴對準腳掌心，雖然在早安運動裡要做到這一點相對較難。與羅馬尼亞式硬舉比較不一樣的是，早安運動的腳步有幾種不同的站法，依照腳步的寬與窄，以及膝關節的直膝與屈膝，可以衍生出不同的排列組合。窄站姿的直膝版本類似羅馬尼亞式硬舉，窄站姿的屈膝版本類似傳統硬舉；寬站姿的

早安運動起點位置

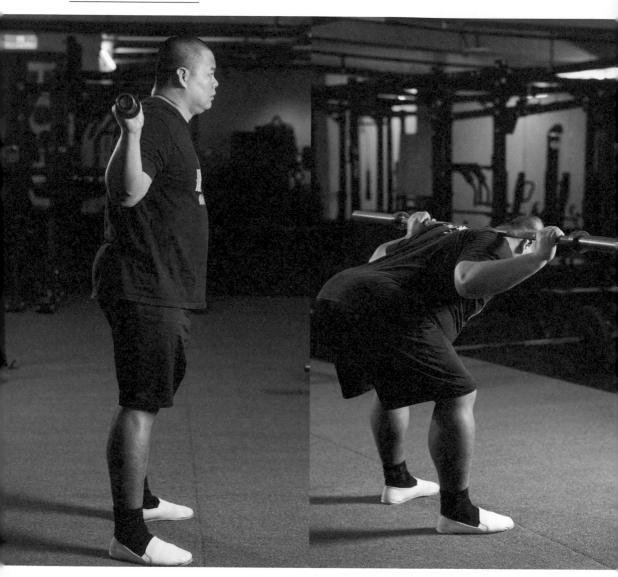

▲待核心穩固之後，臀部緩緩向後推，讓上半身順勢向前傾倒

直膝版本可以增加內收肌群的參與，寬站姿的屈膝版本則類似相撲式硬舉。

　　早安運動適合肩關節活動度充足，足以安全的背負槓鈴的訓練者，而如同深蹲一般，關節活動度不足的訓練者，不適合採用早安運動作為髖屈伸系列的主要動作。不過，早安運動有一個小小的優勢，就是揹槓的過程中，只要握槓位置正確，訓練者很容易做出脊椎中立的挺胸姿勢，緊握在槓上的雙手也可以幫助維持夾背的力量，維持脊椎的穩定性，許多人會因此比較不會出現駝背的姿勢。反之，使用羅馬尼亞式硬舉以及傳統硬舉的時候，由於槓鈴位於身體的前方，由雙手以懸垂的方式提著，這是一個比較不容易夾緊背部肌群的姿勢，背部如果沒有收緊，就有較高的機會產生駝背的現象。

　　以上介紹的都是使用直槓的動作，雖然已經有不少選項可以選擇了，但是在實務上還是有可能遇到各種不同的困難，從最簡化（可能過度簡化）的角度來看，傳統式硬舉可能考驗了髖關節屈曲方向的活動度，相撲式硬舉可能考驗了髖關節外展的活動度，羅馬尼亞式硬舉和早安運動系列則可能考驗了核心穩定性。所以如果一位訓練者只缺少其中一到兩項能力，通常還是可以找到適當的訓練選項。但是，三者都缺的訓練者並不少見，因此有必要考慮其他的退階方式。

早安運動

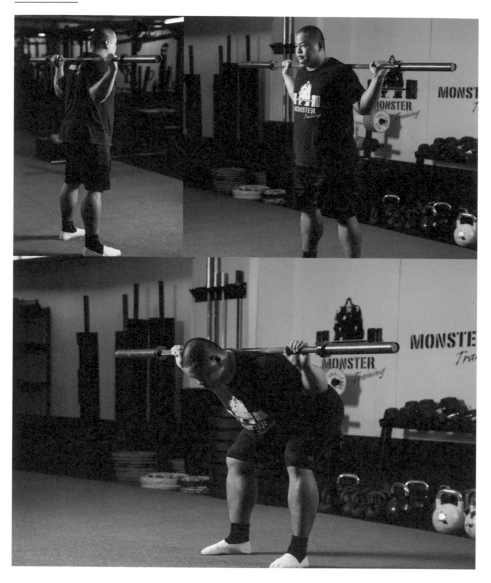

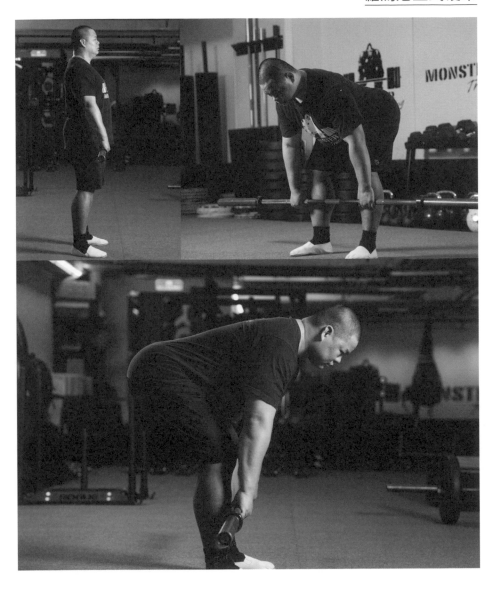

硬舉系列「退階」動作

硬舉系列「退階」動作 —
- ■ 墊高的傳統硬舉
- ■ 墊高的相撲式硬舉
- ■ 菱形槓硬舉
- ■ U 形槓硬舉

硬舉系列的一種退階方式，是將槓鈴墊高，也就是讓槓鈴從比較高的起點出發， 讓訓練者在調整好姿勢和核心穩定性之後再將槓拉起。這樣的動作可以讓行程變短，減少挑戰核心穩定性的階段，也可以減少髖關節屈曲的幅度，如果使用傳統式硬舉的站姿，也可以避開對髖關節外展活動度的挑戰。這樣的做法可以暫時當作階段性的硬舉訓練動作，直到各種活動度和穩定性的問題都降低，再試著回到正常的硬舉系列動作。

　　另外一個選項就是使用菱形槓或是 U 形槓等器材。菱形槓或是 U 形槓與直槓最大的不同之處，在於作為一個硬舉的器材，菱形槓與 U 形槓在地面的時候，不會擋住小腿，換言之，膝關節可以再往前推一些，讓出更多的活動度。

　　除此之外，許多菱形槓附有高握把，可以讓訓練者在更直體的姿勢還可以抓握到槓，這樣的設計讓許多活動度不足的訓練者比較容易製造出良好的中立脊椎姿勢，再從這個姿勢開始進行訓練。

墊高的傳統硬舉

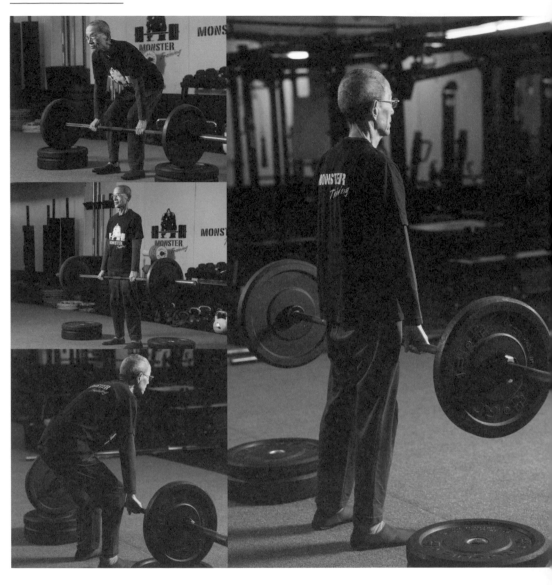

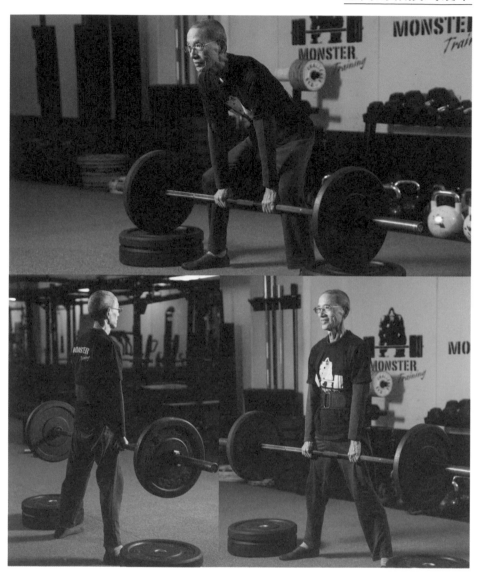

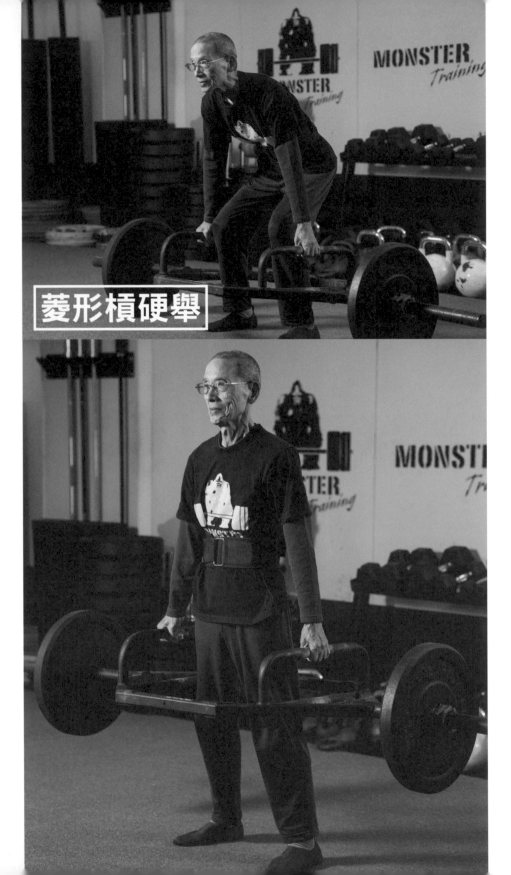

菱形槓硬舉

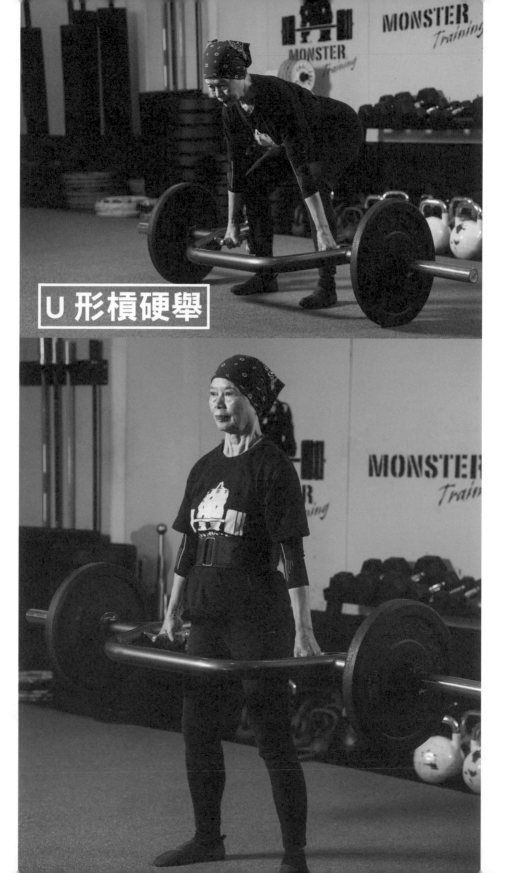

U 形槓硬舉

值得一提的是，菱形槓和 U 形槓放寬了屈膝的幅度限制，讓膝關節可以更加往前推。這個過程雖然讓動作變得更簡單，但其實也離硬舉的動作特性更遠了一些。因為更多的屈膝使得這個動作的「膝主導現象」更加明顯，硬舉系列的「髖主導」特性也就越來越不明顯。事實上，使用菱形槓或 U 形槓的時候，除非刻意控制臀部的高度和膝蓋前推的位置，否則菱形槓硬舉和菱形槓半蹲會幾乎無法分別。因此，使用菱形槓硬舉作為一個硬舉的退階動作，可能只有部分的硬舉效果，另一部分是半蹲的效果。這並不表示菱形槓硬舉沒有訓練的價值，這僅僅表示，由於動作型態的差異已經到達某個程度，菱形槓硬舉的進步未必帶來傳統硬舉的進步，但從刺激肌肉、骨質和神經系統的角度來看，菱形槓硬舉仍然是十分有幫助的。

以上的硬舉系列動作列舉了傳統式硬舉、相撲式硬舉、羅馬尼亞式硬舉、早安運動等，所有動作的主要效果差異不大，訓練者可以依照身體目前的條件和特性選擇最適合的入門選項。若有活動度或穩定性的問題，可以考慮暫時轉換為菱形槓或 U 形槓硬舉。

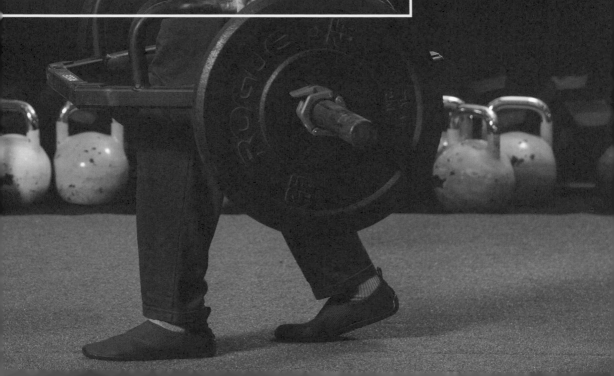

負重行走

負重行走主要的訓練目標是「單腳支撐，重心轉換」的動作型態，在這個簡單的動作過程當中，身體的姿勢肌群會因為體外的負重而獲得極大的刺激。負重行走的訓練種類千變萬化，簡直沒有極限，不過依照負重的方式來區分，可以分為「單邊」和「雙邊」負重行走。

　　所謂的單邊負重行走，指的是體外的負重只位於身體的單側，例如在行走的過程中以單手提重物，另一手空著，不抓握任何重量。這種形式的負重行走，可以製造姿勢失衡的力道，以刺激身體的姿勢肌群對抗左右不對稱的外力，動作中無需太大的重量就會有明顯的難度。

　　所謂的雙邊負重行走，指的是訓練過程中體外重量在身體兩側處於對稱的狀態，例如雙手各自提著重物，或是背負著槓鈴或特殊的鐵架。**相較於單邊負重，左右對稱的重量挑戰身體姿勢肌群維持中間位置的程度較小，但是會挑戰肌肉對抗大重量的能力。**由於雙腳屈膝的幅度甚小，所以雙邊所負的重量可以非常之高，年輕訓練者背負自身體重的 2.5~3 倍以上的大有人在。

　　從負重行走的姿勢來看，體外的大重量加上訓練者自身的體重，其實並不是均勻的分散在身體的兩側，而是輪流由單腳支撐，這是負重行走主要的挑戰性來源。因為實際上每次支撐整個系統

重量的只有一隻腳，這種壓力是在其他重量訓練動作裡十分罕見的。

　　除了單腳支撐大重量之外，另外一個特殊的訓練效果是重心轉換過程的平衡感。絕大多數大重量訓練動作裡，訓練者的自身體重和體外重量都是對準了腳掌心正上方，做垂直方向的上下移動，重心盡量不要偏離腳掌心上方的人體中線。但是負重行走恰恰相反，負重行走的過程重量是在水平方向移動，雙腳交替輪流傳遞重量，這樣的過程在沒有負重的時候是一個再自然不過的動作，但是在背負了大重量的過程就會是極高的挑戰，只要平衡感有任何一點點的失靈，都會導致動作失敗，訓練者必須致力於穩住整個系統的重心。

負重行走呼吸法──短吸短吐

　　無論是單邊負重或是雙邊負重的負重行走訓練，除了單腳支撐、重心轉換的動作特性之外，負重行走的另外一個特殊之處是呼吸法。在大多數的重量訓練過程裡，每一次反覆都有個機會換氣，例如在深蹲的過程，吸氣閉氣、壓胸夾背、扭地夾臀的姿勢鞏固了之後，就可以做一次深蹲動作，蹲到底站起來之後，或是至少在上升過程裡過了最困難的點之後，可以吐氣換氣。在直立的狀態重新調整一次呼吸法，再次鞏固核心，再進行下一次下蹲

的動作。其他的動作如臥推、硬舉、肩推等，也都會有吐氣換氣的機會。

　　負重行走則比較特別，負重行走的過程裡，脊椎上的負重隨時都在，動作卻從來沒有停下來，一旦開始之後，就是直直走向十公尺、十五公尺或更遠的目標區，才會將重量放下。這樣的距離太長，無法一口氣走到底，但是動作過程中又沒有真的停點，所以缺少一個安全的吐氣換氣的機會。因此，必須要有特殊的呼吸機制，既能繼續鞏固核心穩定性，又能持續換氣以維持體力，這需要使用短吸短吐的方式來進行呼吸法。

　　所謂短吸短吐的過程，就好像是將核心壓力分為兩部分，一大部分扎穩在核心底部，持續維持核心穩定性，以保護脊椎骨；另一小部分則持續維持呼吸，保持換氣的功能。不過，這必須要很有技巧地進行，因為如果吐氣過量，核心就失去鞏固的力量，會導致姿勢失衡，動作也會因此失敗，但是如果持續憋氣，又會因為憋氣過久、壓力過大，弄得頭昏腦脹。因此，短吸短吐的過程中，短吐必須簡潔而用力，讓吐氣的過程核心持續鞏固，甚至可能因為短吐氣的過程給了軀幹肌群用力的機會，這個本來可能變成弱點的時刻，核心鞏固的力量卻變強了。短吐氣之後只要順勢吸氣，就完成了一次有效的換氣流程，穩定而規律的重複這個過程，就可以順利走完大重量的負重行走。

中老年人可以從輕的重量開始學習適當的呼吸法和走路姿勢，這對於他們的平衡感和肌力都非常有幫助。我們經常說，只要還能自行走路的人，無論年紀大小都可以輕易的開始訓練。事實上，走路本身就是一種可以循序漸進加重量的訓練。輕負荷的負重行走可以安排在訓練初期，作為「喚醒」核心穩定性的準備運動，而循序漸進的大重量負重行走，則可以當作訓練的主要項目，持續提升肌肉、骨質和神經系統的適應。

　　如果教學的對象是尚可自行走路的中老年訓練者，則負重行走鮮少需要退階動作，因為正常的走路姿勢就是這項訓練動作所需要的能力，接下來就是如何循序漸進的加重量。不過，雖然走路的動作很容易，但是在這個簡單的過程裡，一些姿勢和技巧仍然需要提醒。

負重行走姿勢與技巧

　　在姿勢面，雙邊負重行走的姿勢與任何負重的直立姿勢一樣，需要保持中立脊椎姿勢，也就是說，訓練者無需刻意挺胸，也不應有駝背的現象，骨盆應該保持中立位置，不前翻也不後翻。走路的過程應盡量保持腳步規律，每一步盡量等長，頻率也盡可能固定。尤其是在使用大重量器材的時候，走動的過程體外重量會產生明顯的慣性，這時候如果行進的速度有變，突然加快或變慢

（通常都是突然變慢），甚至是突然停頓下來，重量會依著慣性繼續向前，這會使人體重心跟體外負重的重心的相對位置發生變化，體外負重可能會發生擺盪或晃動，擺盪的幅度如果夠大，就可能產生反向的力道反撲回來，這讓負重行走動作瞬間變得相當危險。遇到這種狀況的時候，很多人的反應都是想要阻擋反撲的力道，因此會試著停住以對抗晃動，但是這樣通常只會讓狀況更糟。有些人會直覺地想把重量放下，但放重量也是一個需要被訓練的動作，如果沒有經驗也缺乏教育訓練，可能會弄得險象環生。因此，放下重量及安全脫身的過程最好經過一些解說和練習，在不得已的時候使用。如果可以的話，比較好的做法是**在感覺重量開始晃動的時候，繼續用等距等速的腳步一步一步走下去，這樣通常可以讓晃動的重量慢慢恢復平靜**。

單邊負重行走時，由於重量位於身體的一側，因此人體重心位置與體外重量不會重合，在體外重量很輕，例如初學的訓練者可能只是在身體的一側提著一支小啞鈴，此時走路的姿勢和正常走路姿勢不會有明顯的差異。但是隨著單手提的重量越來越重，體外重量對姿勢的影響力也越來越大，此時訓練者最佳的姿勢是將身體重心與體外負重的重心兩者結合為一個系統，讓系統重心對準雙腳的基底面積中心，這個方式最為平穩，但是身體會呈現一個向側邊傾斜的的姿勢。此時須特別注意，身體可以呈現直體但傾斜的姿勢，而不是向側面彎曲的姿勢，也就是說，即使身體

向側邊傾斜，脊椎仍然必須保持中立姿勢，避免使用側彎的脊椎姿勢負重。事實上，單邊負重行走是非常有效的核心抗側彎訓練，無論是對競技運動員還是對一般訓練者皆如此。

輕負荷單邊負重行走

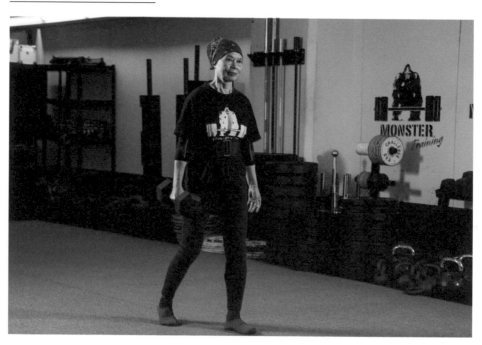

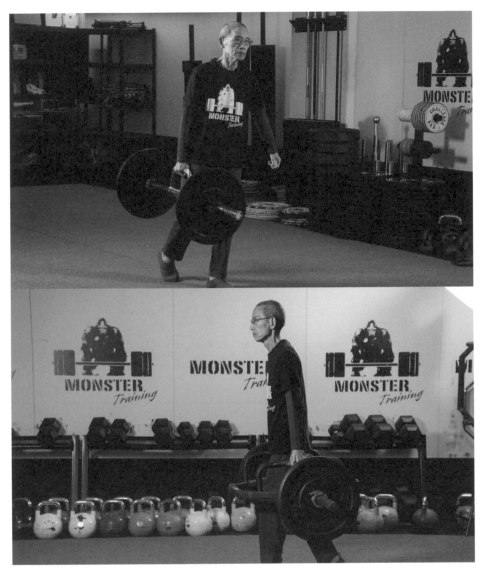

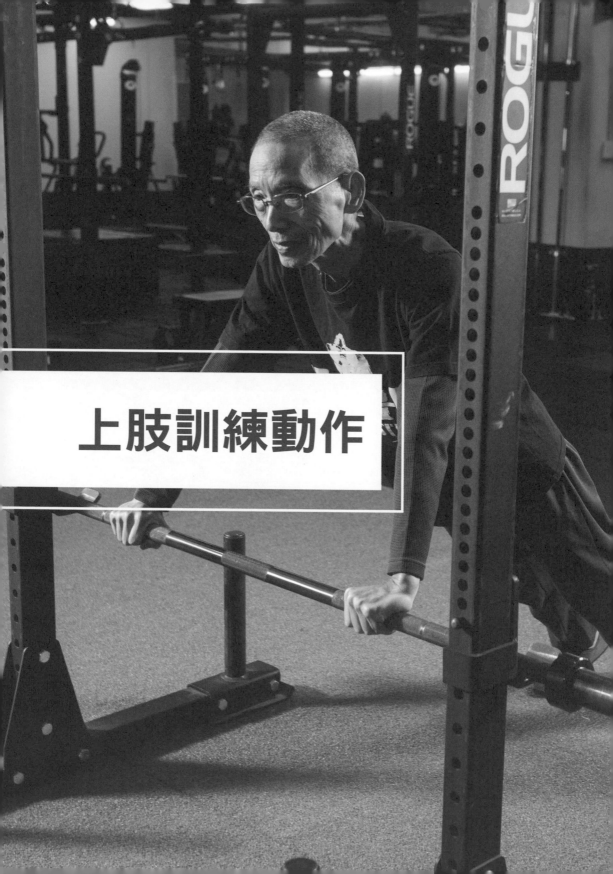

上肢訓練動作

上肢的訓練從動作方向可以分為「水平推」「水平拉」「垂直推」和「垂直拉」，水平推的代表動作有伏地挺身及臥推等，水平拉的代表動作如划船系列（反式划船、屈體划船等），垂直推的代表動作主要是肩推系列（槓鈴肩推、啞鈴肩推等），垂直拉的代表動作是下拉系列（如彈力帶下拉、滑輪下拉或引體向上等）。從「均衡飲食」的角度來看，上肢的動作與下肢動作都很重要，不可偏廢，但是，因為上肢動作牽涉的肌群比下肢動作要來得少，因此對於整體「變壯」的效果來說，下肢訓練的動作仍然略勝一籌。為了不希望上面這段論述引起「上肢訓練不重要」的誤會，此處有必要增加一些說明。

　　下肢訓練動作如深蹲系列、硬舉系列和負重行走系列，其實在鍛鍊下半身的時候，上半身也有相當程度的參與。以深蹲來說，握在槓上的雙手必須配合夾背的力量穩住槓鈴，雖然，與其說雙手由下往上撐住槓鈴，不如說雙手其實是用力將槓鈴壓在背上，以避免槓鈴在背上發生任何方向的移動，而這仍然必須用非常大的力量才能做得到。所以在深蹲過程中，上肢雖然沒有明顯的動作，但是仍然出了非常多的力氣。硬舉的過程中，上肢的參與是很明顯的，雙手必須能夠從頭到尾緊握槓鈴，才能夠完成硬舉的動作。所以，無論是雙手正握、正反握，還是勾握（用食指和中指扣住大拇指的握法），硬舉的過程中都不能夠沒有上肢的參與。負重行走過程當中，如果重量背在背後，則上肢參與的方式類似

背蹲舉，如果重量體在手上，則上肢參與的方式類似硬舉。

　　除了上述的上肢參與方式之外，其實另外一個更重要的因素，是大多數的下肢訓練其實都包含了軀幹力量的訓練。換句話說，除非是使用了特殊器材如伸腿機（leg extension）、屈腿機（leg curl）和腰帶式深蹲等，否則下肢的訓練動作都包含了對脊椎直接的負重，背蹲舉如此，硬舉如此，負重行走也是如此。軀幹的肌群加上下肢的肌群，幾乎已經涵蓋了身體大部分的肌肉量，再加上前面所述的上肢參與，使得大肌群多關節的下肢訓練，其實通常是全身性的訓練。

　　全身性的訓練對於身體的神經系統、內分泌系統和骨骼的刺激會非常強烈，尤其當重量接近個人極限附近的時候，那是一個超高的體外重量刺激，將激發最大的整體效果。

　　相較於下肢訓練的系列動作，上肢的動作通常缺乏下肢的直接參與（如引體向上），或是僅有有限的軀幹和下肢參與（如臥推）。少數有軀幹和下肢直接參與的動作，也因為姿勢穩定性的限制，導致負重的重量會遠小於下肢訓練（如站姿肩推），因此對身體的刺激都比下肢訓練來得小。

　　但是，這樣的描述不應該被當作「上肢訓練無用論」的理由，

一個比較好的解讀方式，是一張訓練課表如果沒有上肢訓練，可能還會有不少效果，但是一張訓練課表如果沒有任何下肢訓練，則訓練效果會大打折扣。我們再走到一個極端，就是如果我們只能選擇一個動作進行重量訓練，則效益最高的動作應該會發生在下肢訓練（深蹲、硬舉、負重行走等系列動作），其中最可能獲選的是深蹲。因為從動員的肌群、關節的動作幅度、負重的潛力以及長期進步的空間來看，深蹲的整體效益最大，硬舉和負重行走或許有更大的負重潛力，但是缺乏深蹲所達到的關節活動幅度，更重要的是，在短時間或甚至長時間的訓練裡，單靠深蹲鍛鍊出強健的體魄和優異的最大肌力的做法已經不是一種想像，而是許多訓練老手或多或少曾經嘗試過的事。

當然，理想的訓練是不應該偏廢任何動作型態的，上肢和下肢都必須均衡攝取，這裡論述這個議題主要是要提醒，**上肢的訓練要出現在下肢訓練項目完備的課表裡，才會相得益彰**，以下依序探討不同的上肢訓練動作型態。

上肢水平推

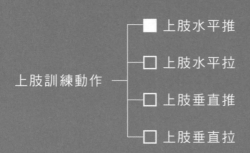

上肢訓練動作 —
- ■ 上肢水平推
- ☐ 上肢水平拉
- ☐ 上肢垂直推
- ☐ 上肢垂直拉

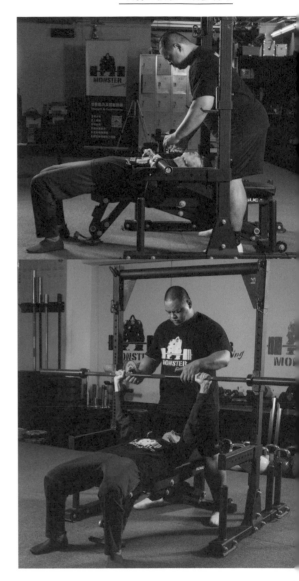

臥推最低點姿勢

上肢水平推的代表動作為「臥推」（健力比賽稱作臥舉），通常在臥推凳上實施。訓練者從臥推架上取槓，將槓鈴下降至輕輕接觸胸口的位置，然後再向上推出直到手肘完全伸直。

臥推的仰臥姿勢和短行程，經常被某些強調功能性或運動能力的人士批評，認為除了極少數運動項目（如巴西柔術、角力、格鬥等）之外，人體鮮少以仰臥的姿勢運動，所以這樣的動作似乎缺乏功能性。而臥推過程中槓鈴極短的移動行程，也讓許多人認為這樣的訓練不切實際。但是，基於幾個理由，我們認為對想要終身訓練的訓練者來說，臥推是一個既有效又重要，幾乎可說是不可或缺的動作。

臥推最高點姿勢

08 | 量身定做

245

所謂的功能性論述，通常都是期望肌力訓練所產生的效果可以遷移到運動場上，因此經常試圖尋找訓練的「動作型態」與運動場上或日常生活動作的相似性。這種見樹不見林的看法，忽略了一件重要的事情，就是「力量」本身是一個最有功能性的東西，一位訓練者從臥推的過程裡，依循著「中軸穩定，四肢發力」的流程練出了強大的推力，日後在任何動作裡，只要能夠穩住中軸，就可以自由取用雙臂的力量。

第二種批評，也就是基於臥推只有相對較短的行程，因此主張站姿肩推可能比較有意義。針對這樣的說法，我們認為站姿肩推的功效非常重要，我們非常支持這個訓練，不過，即使已經有了肩推的訓練，臥推仍然有額外的效益。臥推是上肢的自由重量訓練動作裡，負重潛力最大的一個選項，當訓練的目標著眼於肌肉、骨質和神經系統的適應效果時，如果一個項目具有高負重潛力，且又具備足夠的安全性時，通常會是不錯的選項，而臥推就是一個這樣的選項。

臥推

臥推是一個相當單純的動作，不過這個動作的要領和注意事項，以及訓練效果和變化動作等，牽涉到許多相當複雜的議題，接下來將試著就這些相關的議題進行討論。

從外觀上來看，臥推就是一個躺著推槓鈴的簡單動作，但是無論動作再簡單，如果一個訓練動作可以依循著合理的動作控制流程，並且符合人體發力的原理，則訓練效果和長期的進展應該會更好。所謂的人體發力的原理，就是依循著「中軸穩定，四肢發力」或「近端穩定，遠端發力」的規律。過去在教學的時候，許多學員對於這一點會感到比較難以理解，畢竟，在深蹲、硬舉或負重行走的過程中維持「中軸穩定，四肢發力」是因為脊椎上方有直接的壓力負荷，深蹲的槓鈴直接背在背後肩上，硬舉的重量雖然握在手中，但是雙手提的重物仍然透過肩膀對脊椎產生強大的壓力，而負重行走無論使用任何形式的負重（背負式、前抱式、單手或雙手提）都會造成脊椎壓力，所以利用呼吸法鞏固脊椎的做法很容易理解。但是，臥推的過程是仰臥在板凳上，脊椎沒有直接的負重，為何需要中軸穩定的策略呢？事實上，有許多教練甚至會主張盡量依賴板凳，讓身體貼平在板凳上，讓板凳穩住身體就好。

　　我們無意爭論別種訓練法是對是錯，以下僅僅陳述我們之所以會選中軸穩定策略的訓練方式的理由。**回歸大重量訓練最基本的原理，就是「穩定性」（stability）換來「力量輸出」（force production）**。深蹲時「吸氣閉氣，壓胸夾背，扭地夾臀」的做法，就是要讓身體產生強大的穩定性，這個強大的穩定性可以「釋放」身體的力量，讓肌肉做強力的收縮，在這樣的條件之下進行訓練，

可以產生最大的發力潛力，訓練的效果最好。前面的篇幅已經說明了鞏固核心對脊椎穩定性的重要性，在此就不再贅述，這裡要強調的一件事是，除了把脊椎固定不動，讓身體可以放心發力之外，其實身體與地面之間的穩定性也十分重要。試想，一個站在硬橡膠地板上的訓練者，和一個站在衝浪板上的訓練者，誰可以蹲舉起比較大的重量？這當然是一個荒誕的假設性問題，但是，多年之前曾經大流行過的不穩定表面訓練就曾經犯過這個錯誤。

當時以「功能性」訓練為名的訓練門派，將一些常用在運動傷害防護或復健訓練的動作納入肌力訓練，試圖改良或發明更好的訓練方法，其中一個曾經流行過的手法，就是讓運動員在不穩定表面上進行重量訓練。在沒有背負大重量的情況下，不穩定表面會降低關節的穩定性，關節就必須不斷穩住自己。這個重建穩定性的過程，過去常被應用在受傷復原後的關節訓練，讓關節附近的肌肉，重新學習掌握關節穩定性的能力。但不知從何時起，這項復健技術被用在重量訓練課程裡，大家紛紛開始發揮想像力，用各種奇特的方式做重量訓練，諸多極端的例子之一，是站在抗力球（一種堅固的大圓氣球）上揹著槓鈴作深蹲。這樣的做法後來被證實其實沒有夠高的訓練效益，因為站在不穩定的表面上使得訓練者無法舉起大重量，只能揹著相對輕得多的重量做訓練，遠遠不足以啟動大重量訓練的壓力效果。此外，又因為背負著大重量，所以在抗力球上也絲毫不敢動彈，只能瑟瑟發抖的蹲站，

這樣的過程訓練出來的穩定性與運動場和真實世界所需的平衡能力也沒有明顯的關係，因此變成一個花了大量時間和體力卻沒有明顯效果的訓練方式。這種訓練最大的價值是為「動作穩定性」和「力量輸出」之間的正比關係提供了最佳的「反例」，這個例子告訴我們，即使中軸已經穩定，但「基底面積」不穩定的時候，力量還是會損失相當多。這種地基不穩就無法好好用力的現象，也能間接證實「近端穩定，遠端發力」。

前面這個長長的論述，就是為了要接續討論臥推的注意事項：**臥推要推得好，就要在仰躺的姿勢維持所有可以控制的穩定性。**以下從握槓姿勢一路到腳底的用力方式依序開始說明。

臥推的大原則是要讓槓鈴位於手臂骨骼的正上方，這個原則看似簡單，其實有些細節需要注意，許多人在臥推的時候，很直覺的就用手掌心握住槓鈴，這樣的方式雖然很容易，但是隨著肌力的進步，舉起的重量越來越重的時候，握在掌心的槓鈴的重量可能會導致手腕後翻，後翻的程度幾乎會到達九十度之多，致使原本握槓的位置正下方不再是前臂，而是「懸空」的。這樣的狀態在手腕關節製造了強大的力矩，壓力過度的時候可能會導致手腕的疼痛或受傷，這種受傷通常發生在進步了一段時間之後，但是也通常是導致進步停滯的原因之一。為了避免這樣的現象發生，在握槓的時候就需要做一點小小的修正。因為隨著訓練的進展，

槓鈴的重量會越來越重，因此單純提醒訓練者「不要翻手腕」可能不太夠。比較建議的做法是在握槓之初，就讓「**掌底外側**」頂住槓，掌底外側有一個皮粗肉厚的部位，許多武術都利用這個部位施展打擊力道，經過鍛鍊之後可以批磚破瓦，但即使未經訓練的一般人，掌底的這個部位也是整個手掌裡特別強韌的部位。臥推的時候，就可以利用這個部位來頂住槓鈴的大重量。一來這是一個特別強壯的手掌部位，二來這個部位在臥推時正好位於手臂骨骼的正上方，因此，在握槓的一開始就應該先把這個部位頂在槓下。

　　不過，如果你現在正在嘗試這個動作，應該馬上就會發現，要讓這個部位頂在槓下，手掌必須向內轉斜，呈現一個虎口向內相對，手肘向外的姿勢。這個姿勢並非一般臥推的手臂姿勢，因此在掌底外側頂到槓鈴之後，還要把手肘轉正回來。

　　值得注意的是，許多訓練者在轉正手肘的時候，也同時把手掌轉回來，讓槓鈴又回到手掌心，等於白忙一場。因此要特別注意，是維持著掌底頂槓的姿勢，讓手肘轉回來，這個過程我們稱為「**斜握轉正**」。同時，也可以藉由用力握緊槓鈴，讓手肘扭轉緊繃，以扭緊上臂各個關節多餘的活動度，製造更多的穩定性，也是一個「扭槓夾肘」的過程。手肘的位置大幅受到闊背肌的影響，闊背肌在臥推裡扮演著穩定脊椎的重要角色，而且因其肌肉

量大，因此能夠提供的貢獻也很高。收緊的背肌會讓手肘收到一個指向身體斜下方的角度，這個位置就是最自然的標準臥推姿勢。此時若握槓的位置正確，在臥推最低點時，兩支前臂應該會概略垂直於地面。這並不表示這是唯一正確的握槓位置，臥推的握槓位置有一系列的變化動作，例如寬臥推和窄臥推，而所謂的寬或窄，就是以最底點可以達到雙前臂互相平行，並且垂直於地面的握槓寬度為「正常握」，這個適當的臥槓距離在經過一點嘗試後就會決定。「斜握轉正，扭槓夾肘」的過程控制好上肢的穩定性，接下來討論軀幹。

▼臥推的最低點位置，雙手前臂概略垂直於地面

臥推的握槓姿勢

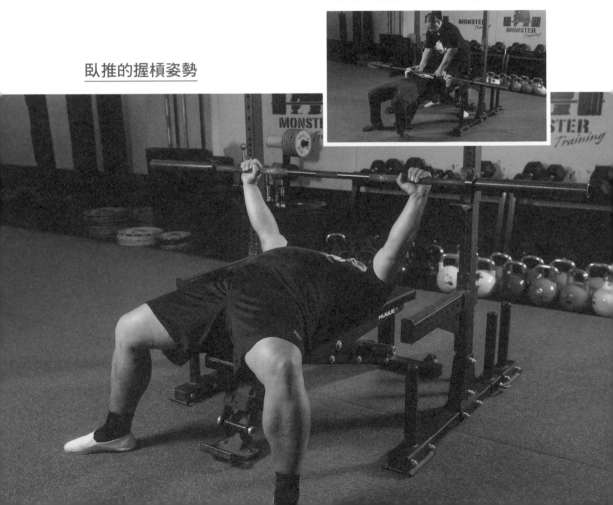

穩定性

如同深蹲的基底面積是雙腳一般，臥推的基底面積是兩個肩胛骨，也因此，臥推的時候應該要盡力穩住／固定肩胛骨的位置，就像深蹲的時候雙腳應該要用力抓地一樣（三角架原理）。在臥推過程任由肩胛骨移動，就好像在深蹲的過程中兩腳一直換位置一樣不合理，因此需要有固定肩胛骨的策略。即使是仰臥狀態，肩胛骨也可以在小範圍裡上下左右自由移動，要固定肩胛骨，就應該要從「上下」和「左右」兩種移動方式著手。

「上下」穩定性

從上下的方向來看，在取槓之前，仰躺在臥推凳上的時候，上背就應該要利用衣服與板凳之間的摩擦力「扎緊」在板凳上。要做到這一點，要用「挺胸夾背」的姿勢，拱起腰部，好像是要讓上背用斜 45 度角的方式壓進板凳裡一樣，這樣的姿勢控制了肩胛骨往頭部方向移動的趨勢。除此之外，雙腳要積極用力推地，將用力夾緊的臀部盡量推向肩膀方向，雖然不需要為了增加拱腰的幅度而去特別做脊椎的伸展訓練，但是在不刻意提高腰椎自然活動度的情況下，應該要盡量拱腰，這個拱腰的過程會讓脊椎偏離中立姿勢，不過因為臥推的重量並未直接通過脊椎，所以在不刻意提高拱腰幅度的情況下，對脊椎並沒有危害。

這過程中有一個值得注意的地方，就是推地的雙腳不能夠推到臀部離開椅子，因為當臀部還在椅子上的時候，從肩膀到臀部的結構是一個小拱橋，腰椎即使承受了一些拱腰造成的腰力，但因為拱橋尚短，不會影響脊椎。但是如果雙腳推地推到臀部離地的程度，則原本肩膀到臀部的小拱橋，變成由肩膀到腳底的大拱橋，在拱橋突然變長的情況下，腰椎壓力會大幅增加，危險性也開始增加。因此，臥推的全程應該保持臀部接觸板凳，同時雙腳用力推地，將臀部推向肩膀方向，以協助穩固肩胛骨在人體上下方向的穩定性。

拱腰的臥推起始姿勢

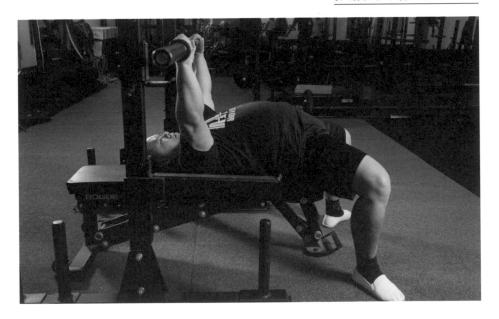

「左右」穩定性

上下方向的穩定性有了，接下來要探討左右方向的穩定性。對於一對上方支撐大重量的肩胛骨來說，最穩固的方式就是互相盡量靠攏，這同樣可以藉由「吸氣閉氣，挺胸夾背（將肩胛骨往身體後下方收緊）」的過程完成，因此從取槓之前，就應該主動收緊上背，讓肩胛骨盡量靠攏。

吸氣閉氣的過程，讓胸口充飽了氣體，使軀幹穩定，此時的呼吸法不像深蹲或硬舉，無需致力於將壓力往腹部集中，因為此時負重的方向是與脊椎方向垂直，而非讓力量直接壓在脊椎上，因此脊椎所需要的是全面性的穩定力，而不是垂直方向的支撐力。吸飽氣的胸口可以向上挺起，飽足的氣體壓力讓胸腔成為一個穩固的結構，而這個穩固結構的最底部，就是作為臥推基底的肩胛骨。

在取槓之後，訓練者在將槓緩緩下降至輕觸胸前的時候，也應繼續藉著這股壓力把背盡量收得更緊。這個過程有人形容像是要主動將槓拉向自己一樣，如同槓鈴划船訓練。當然，下降的槓已經不需要我們再拉，槓鈴就會因為重力而下來，要讓槓緩緩下降，我們其實是使用了一些「離心肌力」（肌肉用力時長度變長）頂住槓，才能控制槓鈴下降的速度。所以我們並不需要用力把槓

拉向自己，但是，強調這裡有拉的動作，是為了引導訓練者藉機把肩胛骨順勢收緊，當槓鈴到達最低點，也就是輕碰胸口的那一刻，肩胛骨也夾到最緊。

當槓鈴上下左右都已經固定，槓鈴也下降到輕觸胸口位置，此時我們製造了臥推的最穩基底面積，也就是肩胛骨最穩定的位置。需記得，槓鈴即使已經碰胸，但是並不應該用胸口「分擔」槓鈴的重量，槓鈴的重量應該由雙臂的力量支撐。

拱腰夾背的低點位置

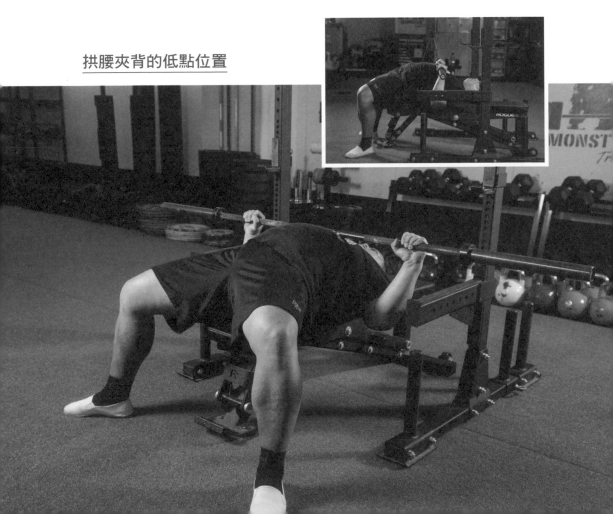

腰椎及下半身其他動作的穩定性

　　接下來談談腰椎及下半身在臥推中扮演的角色。這些部位雖然外觀上看起來與「上肢水平推」無關，但是在人體巧妙的發力機制裡，其實還是舉足輕重的。前面提到過，人體的發力機制是「中軸穩定，四肢發力」，但在更廣義的角度來看，身體中軸以外的部位，是依循著「近端穩定，遠端發力」的原理運作著。所以，下半身雖然看似沒有直接參與動作，事實上仍然扮演著提供穩定性的重要地位。當槓鈴下降到輕觸胸口位置時，接下來的動作就是奮力將槓鈴推回直臂姿勢的最高點。但是在做這個動作之前，幾個看似細微的動作，可以讓臥推變得更強力又更安全。

　　首先，是雙腳的角色，雙腳雖然遠在槓鈴的另一端，但是卻是臥推動作裡身體唯一接觸地面的部位，而既然是接觸了地面，就有絕佳的條件幫忙提供穩定性。所以，臥推動作裡的雙腳並不是懶散的「睡」著，而是積極用力的摳緊地面，然後用力推地，致力於將臀部推向肩膀，繃緊的雙腿配合吸飽氣拱起腰的軀幹，可以讓整個身體的穩定性在推地的那一刻達到一個瞬間的高點。這樣的瞬間穩定性，可以讓身體更加釋放力量。

　　其次，是肩胛骨的動作。先前提到過，肩胛骨在槓鈴下降至胸的過程中逐漸「夾」到最穩定的姿勢，在此同時，藉著腿推地

的過程，整個軀幹和下半身製造了穩定性最高的一個狀態，最適合雙臂用力往上推，完成一次漂亮的臥推。但此時要注意一個有爭議的細節：在推回去的過程，有人認為，至少要保持收肩胛的力道，用雙臂的力量將槓鈴推上去就好，避免移動肩胛骨，這樣才不會在手臂向上推的過程中，把好不容易收緊的肩胛骨放開。

有些人建議，在上推的過程要逐步放開夾緊的肩胛骨，如此肩關節才有較完善的活動度，甚至有些人為了強調臥推鍛鍊胸肌的效果，因此建議在向上推的過程強調要收縮胸肌，讓肩胛骨更加地向兩側移動。對於這幾種不同的建議，我們會傾向採取持續保持收肩胛力道的建議，只要收肩胛的動作不限制臥推所需的肩關節活動，就盡量維持向後向下收緊的力量。因為我們認為，維持中軸穩定性的重要性還是大於讓胸肌產生更多動作空間的重要性。況且，胸肌在臥推屬於中軸肌群，原本就會非常用力收縮以提供穩定性，無需特別增加動作幅度。因此我們建議，臥推在槓鈴下降的過程要挺胸夾背，臥推在上升的過程也要挺胸夾背。

有了這樣全面穩定性的配合，臥推就會變得順暢有力量，接下來就可以致力於循序漸進的增加重量。從以上的動作要領看來，其實臥推所需要的動作控制條件並不高，經驗上因為缺乏活動度或是穩定性，以致於無法做出臥推動作的個案並不多，但是，這並不表示臥推就不需要退階或變化動作，因為臥推在進步的過程

裡，需要用夠高的強度累積足夠的訓練量才能夠帶來進步，這一點基本上與大多數動作相同。但是，臥推在進步的過程裡，有些時候會遇到一些窘境，就是當肌肉還需要更高強度或更多訓練量才能夠得到進步時，肩關節卻已經逼近過度訓練的邊緣。經驗告訴我們，不應該等到這樣的情形發生的時候才急著改變訓練方式（或是更糟的選擇：停練），所以，與其說臥推需要退階訓練，不如說是從經驗裡得知需要提早進行變化動作的項目。

變化動作——地板臥推

常見的變化動作有地板臥推和伏地挺身兩種（當然還有幾乎無限多種其他變化，在此限於篇幅僅舉兩例）。所謂的地板臥推，指的是臥推的時候不使用臥推凳，而是直接躺臥在地板上做臥推，這種形式的臥推讓雙臂下降的幅度受到地板的限制，因此肩關節所需的動作幅度小了很多，而且在最低點受到地板的支撐，可以得到短暫的休息，藉此機會可以重新調整動作路徑，讓上升過程做得更好。

整個動作過程與板凳上的臥推大致相同，握槓的方式仍然是以掌底頂槓，肩膀仍然向後向下收緊，深吸一口氣以鞏固軀幹穩定性，雙腳推地幫助穩定全身。少數比較明顯的差異，除了前面提到的手肘貼地過程，還有下肢的姿勢和位置。在臥推的過程裡，

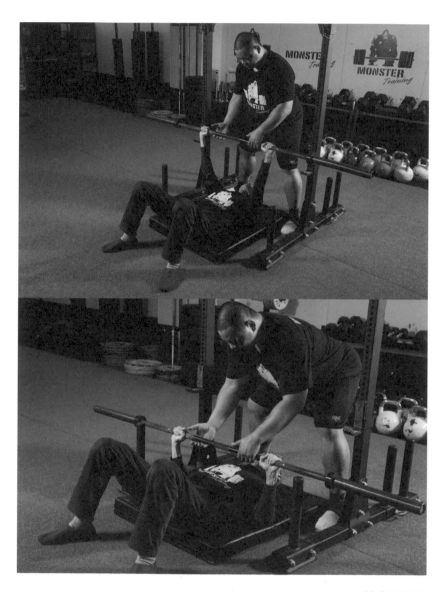

地板臥推

因為有板凳的支撐，因此髖關節通常呈現一個伸髖的姿勢，雙腳推地的時候，膝關節位於略低於髖關節的位置。地板臥推則不一樣，地板臥推由於沒有板凳的抬高效果，因此雙腳與臀部是概略位於同一平面的（如果使用軟墊，則因為墊子厚度的關係，會使身體位置比雙腳位置略高一點），與臀部概略位於同一平面的雙腳，仍然必須發揮推地夾臀的功能，幫助將臀部盡量推向肩胛骨方向，以提高穩定性，原則上這是做得到的，只不過比起在板凳上來說，地板臥推的過程更容易不小心將臀部推離地面，這是應該盡量避免的。

地板臥推的高點位置

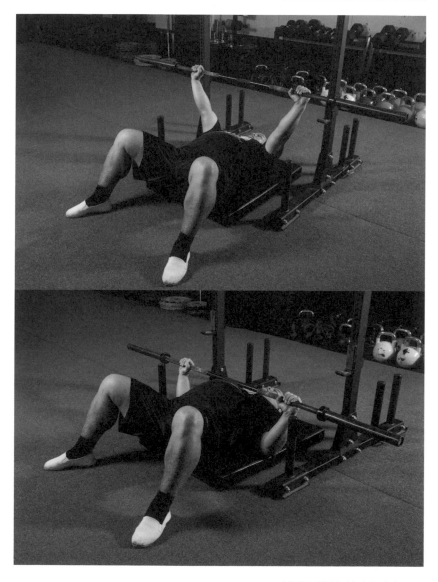

地板臥推的低點位置

變化動作──伏地挺身

　　另一個變化動作是伏地挺身，截至目前為止，我們鮮少提到徒手訓練的動作，這並不表示徒手訓練有什麼不好，只不過因為徒手訓練依賴自身體重作為重量訓練的阻力，隨著可以連續操作的次數逐漸增加，訓練效果也就會從肌力逐漸轉變為肌耐力，若要增加強度，就必須提高技術的難度。雖然技術的難度並非無法克服的障礙，但是對於想要建立肌力以挽救退化的中老年人來說，用相同的自由重量動作逐步加重，仍然是比較簡單的做法。

　　對於肌力尚未充分建立的初學者來說，伏地挺身還是有階段性的貢獻，無法完成一下伏地挺身的訓練者，可以把伏地挺身的手扶位置墊高，例如利用槓鈴或是板凳，這樣就可以用標準的核心姿勢和手臂動作完成訓練。

　　以上是上肢水平推的訓練建議，如前所述還有為數眾多的自由重量動作都有很高的訓練效果，在自由重量的範疇裡，以上的動作只能算是舉出較顯著的例子，供訓練者參考。

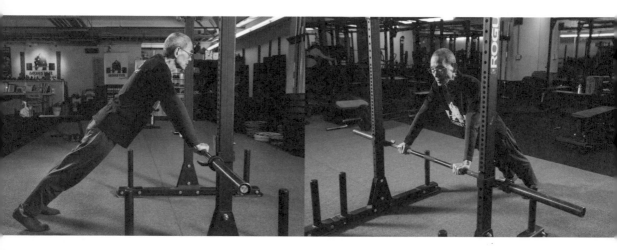

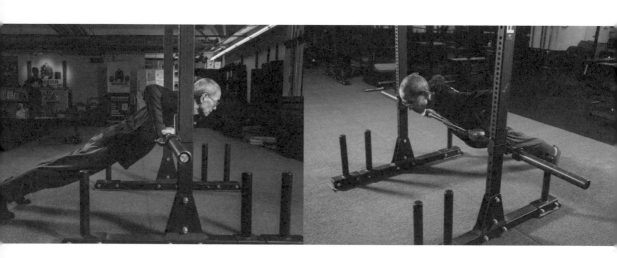

墊高的伏地挺身

上肢水平拉

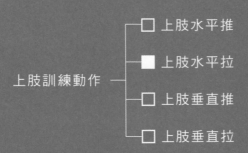

上肢訓練動作 ─┬─ □ 上肢水平推
              ├─ ■ 上肢水平拉
              ├─ □ 上肢垂直推
              └─ □ 上肢垂直拉

所謂的上肢水平拉，指的是雙手身體的水平方向施展拉力的動作，例如站姿屈體划船、反式划船以及彈力帶划船等等。水平拉的動作之所以重要，是基於以下幾個原因：首先，從經驗上得知，肩膀推與拉肌群的肌力如果在訓練上有所偏廢，造成肌力顯著失衡，就容易導致肩關節的各種問題。因此在訓練過程中，應該要均衡鍛鍊身體的推力和拉力。此外，背肌其實是身體非常重要的脊椎穩定肌群，而水平拉及垂直拉的肌力訓練可以強化背肌，間接增益了脊椎穩定功能，使得身體其他的大重量訓練可以更加進步。

彈力帶

水平拉最簡單的訓練方式，將一條訓練用的彈力帶固定在穩固的物體上，例如蹲舉架的直柱，接著取出適當的距離，用站姿或坐姿穩固全身，然後順著水平方向拉彈力帶，藉著對抗彈力帶的方式進行水平拉力的訓練。拉動彈力帶的過程必須注意，水平拉是由手臂拉力、背肌力和收肩胛肌力共同組成，因此訓練過程要有意識的充分發揮這三者。

許多常見的錯誤都出現在只用手拉，或是頂多用到背肌，這可能會導致動作過程中缺乏夾背的訓練。因此在訓練上，通常會引導訓練者將彈力帶用挺胸的姿勢拉到雙手姆指可以碰觸軀幹的

程度，或是直接提醒訓練者有意識地去做出沉肩夾背的姿勢。

　　彈力帶可以當作最基本的水平拉力訓練，不過，因為彈力帶的阻力很不容易量化，也不容易進行高強度訓練（太緊的彈力帶可能會無法提供足夠的動作幅度，太鬆的彈力帶可能無法提供足夠的阻力強度），因此在初期進步之後，就可以改換成反式划船或屈體划船。

反式划船

　　反式划船指的是以仰臥的方式握住槓鈴，雙腳可以屈膝踩地或是直膝並將腳後跟放在支撐物（如板凳）上，完成一個背部懸空的姿勢，然後從這個姿勢開始，用雙臂和背部的力量將自身往上拉，直到胸口貼到槓鈴。這個動作也可以用體操吊環或其他懸吊訓練器材實施，缺少了槓當作動作終點時，可以利用雙手拇指碰胸作為動作終點。反式划船是一個動作簡單但效益極高的動作，因為在訓練的過程裡也同時考驗了核心穩定性。許多核心穩定性不足的訓練者，在反式划船的時候容易出現軀幹挺不直的情形，此時就可以藉機進行退階訓練。退階的方式可以從仰臥靜態懸吊的方式，先確保核心有足夠的穩定性，可以維持一小段時間（通常至少 30 秒以上）的靜態仰臥直體姿勢，再開始進行動態的反式划船。

屈膝版本的反式划船

屈膝版本的反式划船是比較簡單的版本，在訓練者可以保持核心穩定軀幹打直的時候，就可以開始進行屈膝版本的反式划船。剛開始進行的時候可能會對背部懸空離地有恐懼感，此時可以用矮跳箱放在背部下方當作保護墊，以降低訓練者對跌落的恐懼感，再開始進行訓練。當屈膝版本已經變得簡單，就可以進行標準的直膝反式划船。

直膝反式划船

直膝反式划船是一個訓練，也是一個測驗。在直膝版本的反式划船裡，如果發現槓鈴無法碰胸，通常表示訓練者收肩胛的肌力不足。因為在反式划船的過程裡，大量的上升過程靠得是手臂的力量和背肌的力量，但是手臂和背肌的力量只能將人帶到距離槓鈴大約 5~10 公分的位置，如果要讓胸口貼到槓鈴，最後一小段動作幅度必須來自夾背（將肩胛骨夾緊）。這也就是為什麼有些訓練者會訓練到一個有趣的狀態，就是可以連續做超過十次的反式划船，但是卻沒有任何一次碰得到槓，這通常表示收肩胛肌力需要加強。加強的方式有幾種，有時候持續鍛鍊反式划船，並且致力於將胸口拉到碰槓鈴的高度，就會逐漸改善這個碰不到胸的現象，有時候增加一些收肩胛訓練的熱身動作，也可以增益過程

中的成功率。

到了直膝反式划船這一步，反式划船都還是不折不扣的徒手訓練，畢竟那枝用來拉的槓鈴並不算是體外重量，只能算是一枝單槓而已。因此主要的阻力來源仍然是自身體重。如果自身體重已經變得非常輕鬆，接下來就可以在身上增加重量。最完善的加重方式是穿著負重背心，這種外觀像防彈衣的運動用品，可以在身體前側和後側加裝有重量的鋼板，讓體重變重，此時也就增加了反式划船的阻力。

站姿屈體划船

如果訓練者的核心穩定性足夠，站姿屈體划船也會是一個好的選項。所謂的穩定性足夠，指的是在前屈的姿勢從地面拉起槓鈴時，有足夠的穩定性可以保持中立脊椎姿勢。關於這一點，並沒有什麼絕對的判斷標準，經驗上通常是從訓練者硬舉的動作品質和力量來做一個基本的評估，如果訓練者熟習在硬舉過程中保持中立脊椎姿勢的技巧，則可以進行屈體划船。當然，在進行屈體划船的時候，也要以持續保持中立脊椎姿勢為前提，才可持續進行訓練或增加重量。

屈體划船的軀幹姿勢很像硬舉或羅馬尼亞式硬舉（RDL）的

最低點，腰椎概略平行於地面，槓鈴平放在地，雙手握槓。動作開始時訓練者用手臂、背肌和收肩胛的力量，將槓鈴拉到觸碰下胸或上腹的位置，然後再將槓放下回到初始姿勢。許多人在做這個動作時，經常將槓鈴下降至距離地面一段距離時就拉回來，連續反覆多次，這樣做當然沒有什麼錯誤，只不過在我們的教學經驗裡，連續屈體划船的動作經常導致腰椎的姿勢越來越糟，因此我們傾向於每次反覆過程都將槓鈴放置回地面，然後再從地面拉起。這樣的做法可以讓訓練者持續保持較佳的腰椎姿勢，當然，這樣的做法比較容易發出槓鈴與地面碰撞的聲音，如果在比較怕吵怕震的環境訓練，地板上最好鋪設有吸震功能地墊。

站姿屈體划船

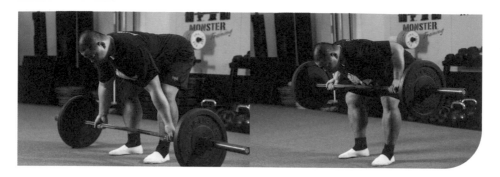

屈膝反式划船

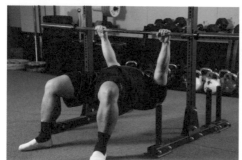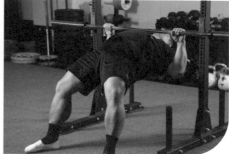

彈力帶划船

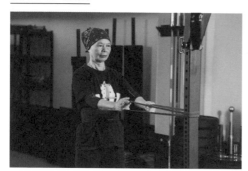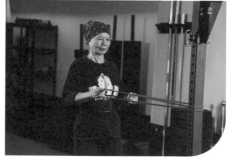

屈膝反式划船上拉的過程動作

高蹲姿版本的彈力帶划船

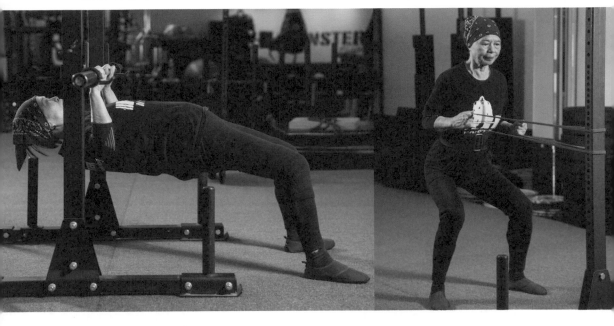

站姿屈體划船

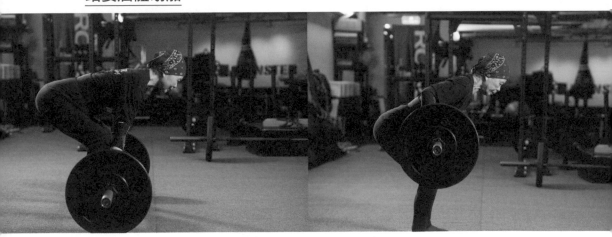

上肢垂直推

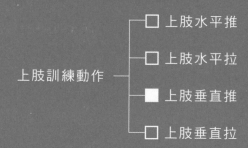

上肢訓練動作

- ☐ 上肢水平推
- ☐ 上肢水平拉
- ☐ 上肢垂直推
- ☐ 上肢垂直拉

上肢垂直推的代表動作是肩推系列動作，循著一樣的動作型態，可以使用不同的器械來操作，常見的訓練方式有槓鈴肩推、啞鈴或壺鈴肩推，如果垂直方向的活動度受限，還可以考慮地雷管肩推。以下介紹各種肩推動作的注意事項。

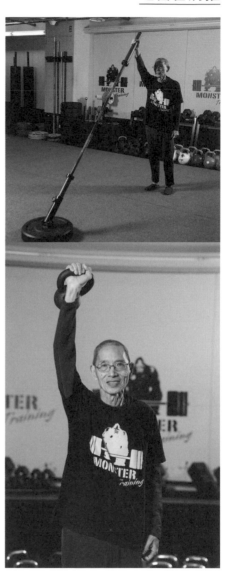

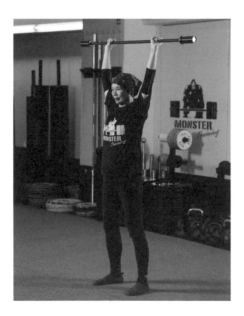

槓鈴肩推

壺鈴肩推

槓鈴肩推

　　槓鈴肩推是上肢垂直推最主要的訓練動作，這個動作的功能性很強，在日常生活和運動場上都經常會出現將重物高舉過頭，或是用雙手對抗位於高處的阻力的動作。槓鈴肩推的準備姿勢是以站立的姿勢將槓鈴握在胸前，這個動作外表看似簡單，但仍需要相當的關節活動度才能做到，因為要維持一個有負重潛力的結構，必須符合以下幾個條件：首先，槓鈴要頂在掌底外側，跟臥推的方式相同，因此也會使用「斜握轉正」的技巧。握槓姿勢並不是一個鬆散的姿勢，因此轉正的過程其實也是一個「扭槓夾肘」的過程，好像要把槓鈴從中扭彎，將槓鈴的兩端扭向前方一樣。

　　從外觀上來看，雙手與槓鈴的相對位置有幾個特性：第一、雙手在軀幹呈現「壓胸夾背」姿勢的前提之下，雙手前臂是互相平行的。第二、從側面觀之，槓鈴的正下方大約是手肘的正中心或是更靠近身體，肘關節的尖端會向前突出至槓鈴前方。第三、槓鈴會相當靠近身體，且位於下巴的下方。這三者聽起來平淡無奇，但是其實有許多成年人並不具備這些動作所需的關節活動度，許多人在訓練初期時的活動度不足，如果要讓手肘向前超過槓鈴位置，槓鈴就會高過下巴，如果硬要讓槓鈴置於下巴下方，手肘就會退到槓鈴後方。面對這樣兩難的狀況，其實可以讓訓練者先從槓鈴位於下巴前方的位置開始訓練，因為根據經驗，一小段時

間的訓練過後，肩關節的活動度有可能會隨著訓練而逐漸增加，槓鈴就可以自動降到下巴下方了。如果這個情形沒有發生，可以採取架上推，或是轉換成地雷管肩推。

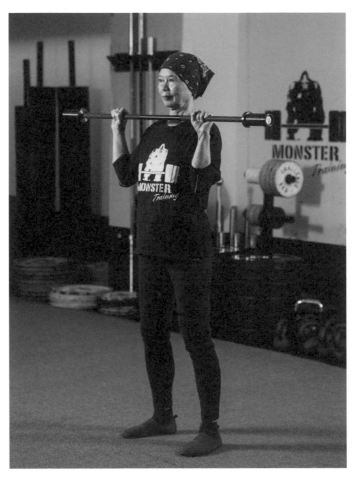

槓鈴肩推

肩推的訓練

如果起點架槓的姿勢沒問題，接下來就可以進行肩推的訓練。肩推的起點在下巴下方，終點在後腦正上方，以一個雙臂直推到最高點的姿勢為終點位置，而此時槓鈴的正下方仍然是對齊腳掌心。從這樣的起點到這樣的終點，如果要槓鈴以最有效率的路徑移動，首先必須要處理的東西，是擋在槓鈴路徑上的頭部，也就是說，頭部必須讓出一條路。常見的做法有幾種，其中有我們推薦的，也有不推薦的。

• 不推薦的做法

不推薦的做法有以下幾種：有些訓練者會在將槓鈴向上推舉時，將頭後仰讓出空間，讓槓鈴從臉前方通過，這個方法雖然可以有效讓槓鈴推向終點位置，但是後仰的過程多少會影響平衡感，且有些訓練者可能會後仰過度，導致頸部不適，因此不推薦這樣的做法。

還有些訓練者會使用挺胸的方式讓頭部讓出槓鈴的移動路徑，這個方法比較不容易讓動作集中發生在頸椎，似乎是一個比較好的做法。但是，挺胸仍然有些壞處，首先，挺胸的過程與「壓胸夾背」的用力方向相反，可能會影響核心穩定性，其次，很少

訓練者會知道如何將動作限制在胸椎，通常挺胸的過程逐漸演變成挺腰，導致腰椎在動作過程中改變角度，在負重動作過程中改變角度容易提高腰傷的風險。許多訓練者在肩推過後，除了肩膀手臂痠痛之外，也覺得腰痠，這有可能就是動作過程中改變腰椎角度所引起的。

• 推薦的做法

　　既然從頸椎、胸椎到腰椎都不宜當作動作關節，接下來的合理選項就是使用髖關節為動作關節，這可能跟很多人的經驗有違。不過，其實在直體姿勢裡，髖關節有一些些活動度可以往前推，此時可以製造一個微微後仰的角度，讓頭部順利的從槓鈴的移動軌跡裡退出。這個推髖向前、軀幹後仰的姿勢，可以保持壓胸夾背動作的完整性，確保中軸穩定，且在推髖之後會有一個「反彈」的力量，如果應用得當，可以當作槓鈴上推的啟動力量，等於製造了一個動態啟動的過程。

　　當肩推動作啟動，槓鈴開始往終點位置移動的時候，只要槓鈴一高過額頭，就應該要盡快將身體回正，又因為槓鈴最穩定的位置在後腦正上方，因此當雙手伸直的時候，頭部會呈現出一個「探出窗外」的姿勢。所謂的窗戶，其實就是槓鈴和雙臂圈成的範圍，頭部會略為探出這個圈圈，手臂會向後超過耳朵。最高點

會到達一個聳肩的位置，如果沒有任何先前的肩膀問題的話，這個位置應該是不會有任何阻礙或疼痛感。槓鈴下降的過程與上升過程相反，身體會先微微後仰讓出空間，讓槓鈴下降至起點位置，身體也順勢回正。

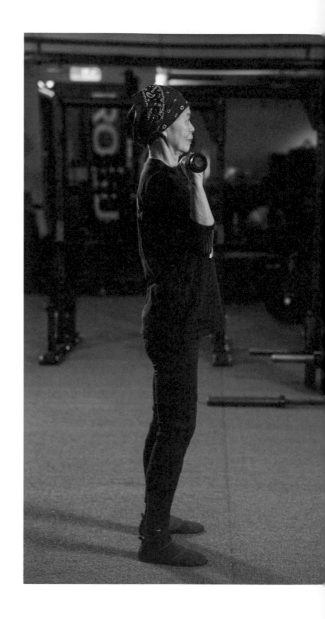

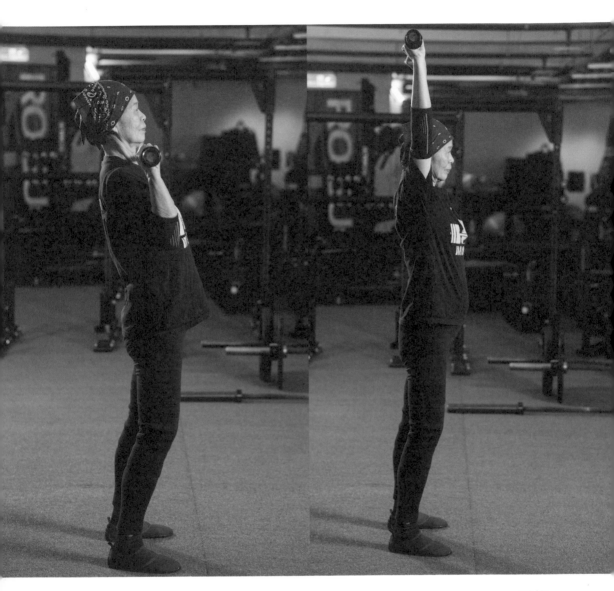

肩推

退階——啞鈴肩推

由上述所知，槓鈴肩推是一個具有相當技術性的動作，許多訓練者在訓練初期都必須經過一段時間的調整，基於肩推的巨大效益，我們認為肩推值得花長期的時間慢慢調整慢慢學習，但是為了避免調整的過程太長，導致長期缺乏刺激，或是發現有些關節活動度已經無法以運動手段恢復，訓練者還是可以使用一些退階動作，填補所需的訓練量。使用啞鈴肩推是一個常見的替代方案，啞鈴分持於兩手，沒有頭部必須讓出槓鈴的移動路徑之外的問題，因此技術性相對較低，可以在動作學習的過程中，當作槓鈴肩推的退階動作。

退階——地雷管肩推

如果肩關節活動度受限嚴重，雙手高舉時無法舉到後腦正上方的肩推終點位置，則可以用地雷管肩推當作退階訓練。地雷管是一種改變重力方向的器材，絕大多數的槓鈴動作壓力方向都是垂直向下指向地面的，但是，使用地雷管配合槓鈴，可以讓槓鈴的壓力的路徑變成弧形，讓肩推的最高點結束在頭部的前面上方，這個位置對肩關節活動度的需求甚小，通常可以讓肩關節活動度受限的訓練者順利的進行訓練。

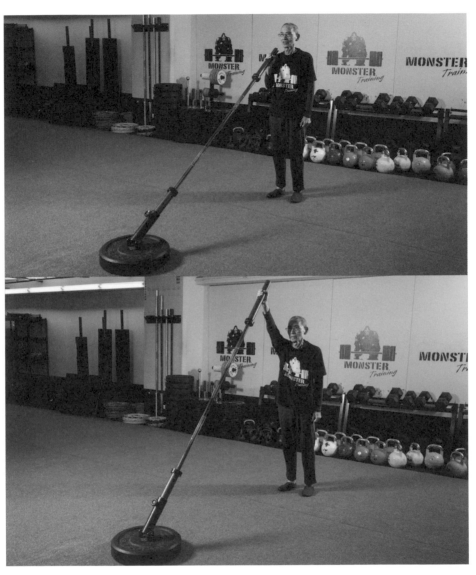

地雷管肩推

上肢垂直拉

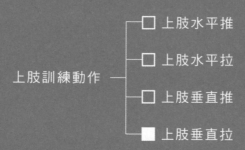

上肢訓練動作
- ☐ 上肢水平推
- ☐ 上肢水平拉
- ☐ 上肢垂直推
- ■ 上肢垂直拉

上肢垂直拉最常見的動作是引體向上，嚴格說起來大多時候的引體向上都是徒手訓練，唯有使用自身體重已經覺得太輕的訓練者，才會開始在身上加掛重量。

引體向上

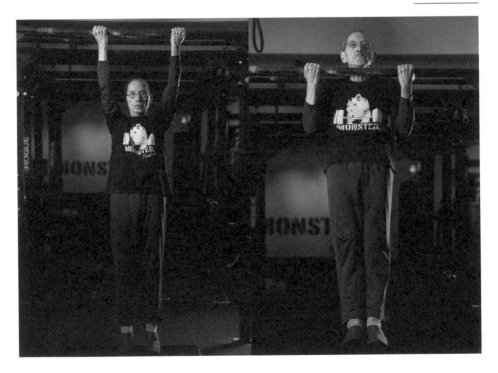

整體而言，引體向上對於上肢垂直拉力的刺激充足，動作很自然，也有不小的進步空間，唯一的問題是，對於中老年訓練者來說，絕大多數的問題都是沒有辦法完整拉上一下。對於年輕訓練者來說，無法完成一下引體向上的人，可以使用腳踏彈力帶的方式輔助，來減輕部分體重。不過，這種流程對於中老年人來說，雖非不可行但未必合適，因為光是要爬上蹲舉架去「鑽進」彈力帶就已經是一個麻煩的過程，動作進行到一半時如果握力不足，想要提前下來，又需要先安全地從彈力帶的圈套裡脫身，這樣的過程經常會弄得手忙腳亂、驚險萬狀，因此不建議採取這樣的方式。

引體向上的替代方案

　　引體向上的替代方案有幾個，第一個方案其實挺有趣，就是暫時不必練習引體向上，而致力於讓硬舉提升一陣子。這種做法很多人可能會覺得奇怪，畢竟硬舉的動作型態和引體向上大不相同，但是實際上，引體向上所需的肌群如背肌和手臂，以及影響引體向上至關重要的握力，都在硬舉訓練中「順便」被訓練到。

　　因此，即使硬舉不是引體向上的替代動作，硬舉的進步可以間接推升訓練者開始引體向上的能力，或至少為想要開始練引體向上的人取得基本的入門力量。

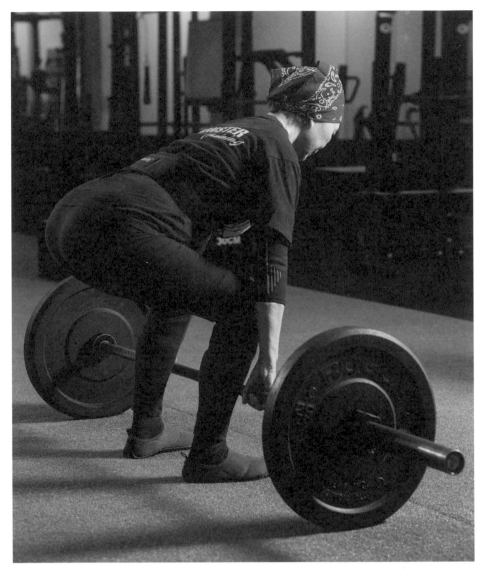

▲硬舉也可以訓練到背肌群

彈力帶下拉

　　除了硬舉之外，有一些其他的垂直拉選項可以參考，其中「彈力帶下拉」是最簡單的垂直拉選項。從坐姿或站姿開始，將固定好的彈力帶沿著垂直的方向往下拉，拉到雙手概略到達肩膀高度即可。彈力帶下拉其實是一個很常見的垂直拉運動，對於引體向上力量尚不足以拉起自身體重的訓練者來說，是一個幾乎沒有門檻的入門選項；對於想要提升運動表現的競技運動員來說，彈力帶下拉因其變動強度的特性（彈力帶從初始位置開始，拉得越長阻力越大），可以當作垂直拉爆發力的訓練選項。

　　不過，彈力帶下拉也因為這個變動強度的特性，所以使訓練者在訓練的過程對抗的阻力與引體向上大不相同。引體向上在動作啟動的那一刻就要對抗全部的阻力（體重），而彈力帶則是從輕阻力逐漸隨著動作的進程慢慢變重。

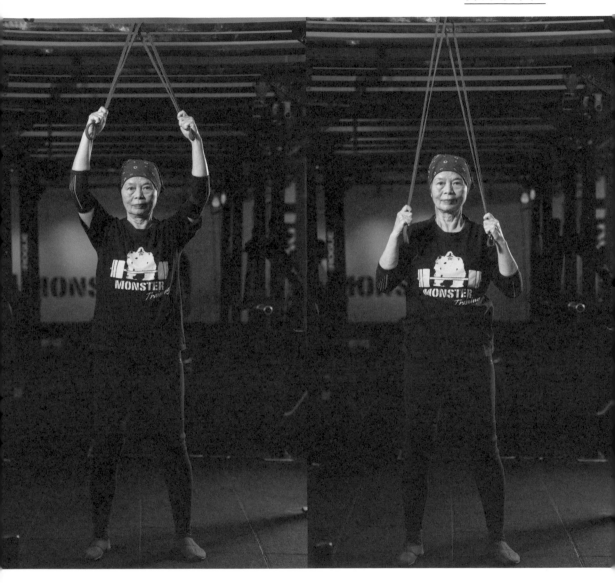

仰臥拉舉

　　另外一個垂直拉的選項是仰臥拉舉，所謂的仰臥拉舉，指的是訓練者仰臥在板凳上，雙手握住一個大啞鈴或壺鈴，雙臂伸直與身體呈垂直姿勢，接著，持續保持直臂的狀態，緩緩將槓鈴往頭部後方慢慢下降，直到重量顯著低於頭部，雙手概略位於雙耳位置，此時手肘難免因重量而彎曲，不過只要能夠讓上臂到達耳朵位置，些微的手肘彎曲其實影響不大，甚至可以藉此增加手臂三頭肌的伸展幅度。當重量下降到最低點，即可沿著原路用力拉回起點，此為仰臥拉舉。嚴格說起來，仰臥拉舉與引體向上雖然同屬於垂直拉，但其實在手臂的作用肌群有明顯的差異。引體向上是一個屈肘的動作，壓力集中在手臂二頭肌，仰臥拉舉則如前所述，壓力集中在三頭肌，不過，對於無法從事引體向上的訓練者來說，至少有另外一個可以訓練垂直拉力的動作選項。

　　整體而言，上肢垂直拉的動作由於在下肢拉（硬舉系列動作）裡已經得到刺激，所以上肢垂直拉在課表裡經常扮演輔助或補強項目的角色。不過，這並不表示上肢垂直拉系列動作的重要性不夠高，事實上，上肢垂直拉的動作跟其他動作一樣有提升最大肌力的潛力，有計畫的漸進式超負荷訓練，可以讓人在引體向上動作裡持續增加體外負重，達到提升最大肌力的效果。

仰臥拉舉

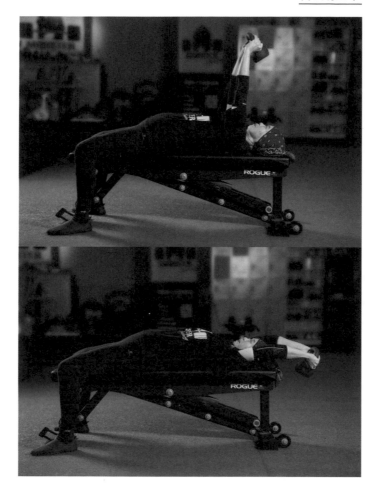

　　以上是所有主要訓練方向的動作選項，實際的課程設計，就是如何長期規律並均衡地「攝取」各種動作型態，將這些動作型態進行長期的漸進式超負荷訓練。

課表編排

課表的設計其實就是在設計一張均衡飲食的菜單,而所謂的均衡飲食,就是每個動作型態都盡量不要偏廢。課表設計是一個介於科學與藝術之間的技藝,有大原則但又有許多例外,本於經驗法則的成分並不少於依循科學的成分,以下就從幾種常見的訓練頻率:一週一次、一週兩次和一週三次,來示範訓練課表安排的方式。

一週一次的訓練

一週一次的訓練通常是最低有效的頻率,也是許多人初期對肌力訓練最基本的時間付出。這樣的頻率當然不如一週兩到三次,但是處於一個不滿意但可接受的範圍。一週只訓練一次,意味著所有的動作都要納入課表,而這顯然會帶來一些問題,假設每一

個動作型態都要納入同一天訓練，則上肢水平推、水平拉、垂直推、垂直拉、蹲系列、硬舉系列和負重行走，即使每個類型選一個動作，那也會是一張有七個大動作的課表。這樣的課表即使對年輕人來說，都是比較辛苦的課表，對中老年人來說，可能會是一個非常疲勞的課表，因此有必要精簡。

在這裡很多人可能會覺得意外，網路上練線條練肌肉的課表，動輒就有十幾二十個動作，為什麼我們會說有七個動作的課表會太累？那是因為我們所選擇的七個動作都有負大重量的潛力，而非小肌群或單關節的局部肌力訓練動作，一張課表裡的大重量動作其實要做一點總量管制，否則很容易練不完。

七個主要動作模式如果要精簡，盡量不要去動到下肢的訓練，尤其是深蹲和硬舉這兩個動作，因為這兩個動作的 CP 值最高，同樣的時間如果可以花在這兩個動作上，所獲得的肌肉、骨質和神經系統的效益最高，因此盡量不要省略。負重行走的動作型態特殊，也不容易被取代，因此，通常簡化的方式，是在上肢的水平和垂直推拉之間，只留下一種推和一種拉，範例如下：

一週一次的訓練課表範例

動作	組數	次數
握把式深蹲	3	5
地板臥推	3	5
硬舉	3	5
反式划船	3	5
單邊負重行走	4	15 公尺

　　這樣的課表大概可以在一小時以內完成，一週一次的訓練有個好處，就是通常不需要擔心沒有恢復時間，因為每次訓練過後有長達六天的恢復期，通常遠遠超過疲勞恢復所需的時間。只要確保每次訓練都觸及足夠高的強度，其實就可以得到進步的效果，下週再次訓練的時候，就可以增加一些重量。雖有各別差異，一般來說，在初學階段，下肢動作每週可以增加 2~5 公斤，上肢動作每週可以增加 0.5~2 公斤，如果未能如願加重，也不要過於緊張，身體可能只是因為其他生活上的因素尚未恢復，只要保持規律的訓練和良好的生活習慣，通常都可以繼續進步。

一週二次的訓練課表範例

第一日動作	組數	次數	第二日動作	組數	次數
握把式深蹲	3	5	箱上蹲	3	5
地板臥推	3	5	肩推	3	5
硬舉	3	5	RDL	3	5
反式划船	3	5	彈力帶下拉	3	5
單邊負重行走	4	15 公尺	負重行走	4	15 公尺

　　一週如果有兩次可以從事肌力訓練，則盡可能將兩次訓練分開，比較平均的分法如週一週四、週二週五、週三週六等，讓每次訓練完畢都有兩三天的休息時間。如果因為生活或工作型態造成無法間隔兩到三日，則間隔一日是最低限度，因為如果兩個訓練日是連續的，則可能會因為疲勞來不及消散而影響訓練強度。

一週三次的訓練課表範例

第一日 動作	組數	次數	第二日 動作	組數	次數	第三日 動作	組數	次數
握把式 深蹲	3	5	箱上蹲	3	5	深蹲	3	5
地板臥推	3	5	肩推	3	5	臥推	3	5
硬舉	3	5	RDL	3	5	相撲硬舉	3	5
反式划船	3	5	彈力帶 下拉	3	5	彈力帶 划船	3	5
單邊 負重行走	4	15公尺	手提式 負重行走	4	15公尺	背負式 負重行走	4	15公尺

　　每週三次的課表應該是初學者進步效率最高的課表，因為每次訓練之後都有機會休息一到兩日，以初學者的精簡份量來看，這樣的訓練足以造成刺激，又不會太難恢復，而所需的恢復時間大概就是一到兩日，以上為每週三日的訓練課表範例。

其實讀者大概已經明白，每天只要選擇上肢的一種推、一種拉，下肢的蹲系列、硬舉系列，最後再加上負重行走，一張最簡易的課表就此完成。這樣的做法既不會太複雜，又不會太過於一成不變。雖然在初學者時期的動作熟練度其實比變化度重要，但是根據經驗，一成不變的課表容易造成倦怠，這一點雖然可以從心理建設去克服，但是，讓課表放入一點點的變化度，其實也可以達到效果。

變化度過多可能會導致的壞處是，如果訓練者的動作學習力較差，可能會因為動作生疏而無法舉起適當的重量，因此變化度不宜過大。一週的課表可以重複很多次使用，每隔一週就回到原來的動作，或是先從熟練度比較高的動作開始排入課表，都可以避免讓動作熟練度變成進步的阻礙。

在重量選擇方面，要同時兼顧兩個觀念，第一、是要有挑戰性，第二，是要避免力竭。這兩個觀念看似衝突其實不然，75~85% 的強度通常可以完成連續的三組 5 下，組間休息 3-5 分鐘，這樣的範圍既有足夠的刺激可以造成進步，又不會因為過度疲勞而無法恢復。

以上的訓練課表純粹是千萬種課表當中的參考課表，目的是為了說明大原則，而不是為了強調細節，初學者最好尋找一位有

經驗的教練。教練除了要熟知訓練的動作技巧和課程設計之外，更重要的是要親身經歷過這段心路歷程，這雖然不表示每位教練都要是力量型項目的競技運動員，但是至少教練對於如何利用壓力刺激改造人體，不能只是從書本或網路學習，親身走過幾年的進步歷程是必要的。

09

能量系統

中老年人的體能訓練

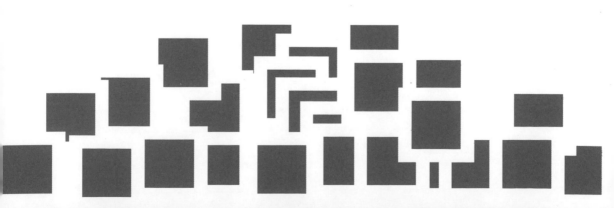

中老年人的能量系統訓練

　　從前面篇幅裡的論述，讀者應該早就注意到，我們的課程裡通常不會有慢跑或游泳這類傳統上稱為心肺功能訓練的項目，至少在初期不會有，以下就先來談談，我們對心肺功能訓練的看法。

　　心肺訓練是運動科學一直存在的顯學，事實上，在早期的研究裡，許許多多關於健康、慢性病、老化等議題的運動科學研究，都是以心肺訓練作為運動處方，阻力訓練的文獻是近年來才逐漸到達一個可觀的程度。心肺訓練對於慢性病的預防功不可沒，許多設計給心血管疾病的高危險族群或是患者的運動處方，往往都是以心肺功能訓練為主，過去的研究裡幾乎不太考慮肌力訓練，或是僅僅輔以一些小肌群低強度的肌力訓練。這些研究裡所使用的心肺訓練通常是以低強度、長距離、慢速度為主要形式的耐力訓練法。低強度長距離耐力的訓練方式對於提升最大攝氧量，降

低心血管疾病機率有顯著的效果，心臟在經歷了長距離耐力訓練之後，心輸出量會增加，變成效率更高的打血工具，因此本質上來說，低強度長距離耐力訓練是一個有效的訓練方式。但是，當我們在運動訓練的目的裡，加入了「抗老化」這個因素，一切就開始有點不同了。

問題並不出在低強度長距離耐力訓練在心肺方面的功效，低強度耐力訓練對於心肺功能的效果無庸置疑，問題在於這種訓練與肌力訓練存在明顯的不相容性，而且，過度強調低強度長距離耐力訓練，可能造成訓練偏廢現象。因此，除非是因為身體狀況連最基本肌力訓練都不允許，否則避開肌力訓練其實是一個很不划算的做法，以下做更仔細的解釋。

心肺耐力訓練與肌力訓練的不相容性

首先，抗老化的過程首重留住或增加身體有用的組織，也就是我們一再提到的肌肉和骨質，而這也就是為什麼我們一直主張要以大重量訓練為主軸，去誘發肌肉生長現象，去刺激骨密度提高，去增加肌肉力量。但是，**低強度長距離耐力訓練與肌肉生長有嚴重的不相容性，研究和經驗均指出，將長距離耐力訓練和肌力訓練同時進行，長距離耐力訓練的效果將嚴重干擾肌肉生長的效果**，換言之，長距離耐力訓練會抑制原本因為肌力訓練所應造

成的肌肉生長效應。除此之外，低強度長距離耐力訓練所造成的疲勞，也可能會影響最大肌力訓練後的恢復，因此拖慢最大肌力進步的速度。這樣的現象對於年輕力壯但體重過重的年輕人來說或許不是問題，年輕人可以用大量的長跑來降體重，即使損失一些肌肉量，通常也不會造成肌少症的後果，而且就算這樣讓他們的肌力大幅降低，通常也不會低到影響日常生活。但是，我們現在探討的是中老年人的抗老化訓練，肌肉是非常珍貴的、瀕臨絕種的資產，使用一個會減掉肌肉的心肺訓練難道不會太可惜？

在骨質方面，長距離耐力訓練或許不會有立即降低骨密度的風險，事實上有些研究認為，跑步時雙腳在地面經歷的衝擊或許也算是一種壓力刺激，因此應該有提高骨密度的效果。然而，真正有問題的不在於骨密度提高或降低，真正的問題在於，長距離耐力先天具有高反覆的特性，而這個反覆次數不是十次二十次而已，而是成千上萬次，因此，長距離耐力運動員也是比較容易發生疲勞性損傷的運動員，這種疲勞性損傷正是肌肉量少、骨密度低的中老年人最不需要的。**中老年人如果在尚未經過肌力訓練的狀態，直接進行耐力訓練，很可能會在好處還沒得到之前就先得到壞處。**

再來從訓練目的談起，其實許多人談到體能的時候，都只想到心肺功能，但是實際上來說，**人體的體能是由三種能量系統組**

成：磷化物系統、快速醣解系統和有氧系統，前面兩者即是所謂的無氧能量系統，專門支撐強度較高、較為劇烈的運動方式，例如跑、跳、連續登階或是高速動作。低強度長距離耐力訓練（如慢跑、騎車、走路等等）所涉及的強度區偏低，雖然可以維持很長的時間，但如果一直都是偏低的強度，對於較高強度的能量系統鮮少觸及，因此，一旦日常生活中經歷到較高強度的身體活動，仍然會感覺不適應。所以，每天慢跑的人固然可以得到這些低強度運動的一些好處，但是因為運動的強度過低，一旦改換成節奏較快的運動，就會感覺到無法負荷，尤其是在運動從有氧狀態進入無氧狀態時，更會感覺到體力不支。而真實世界裡，需要面對耐力挑戰的時候，通常都會有一些肌力的前提存在，這也就是為什麼我們一再強調，無阻力的耐力，其實是諸多耐力表現中的一種特例，而非涵蓋一切的通則，面對各種大小阻力之後發揮的耐力，才是比較常見的狀況。

此外，長距離耐力訓練所動用的肌纖維會以慢縮肌纖維為主，這些肌纖維的有氧效率較高，抗疲勞度也較好，所以可以在長距離耐力訓練裡得到充分的發揮。至於肌力較強的快縮肌纖維，在長距離耐力的情境裡參與度較低，所以也比較沒有訓練效果。唯有當耐力運動的持續時間很長，慢縮肌纖維已經發生疲勞之後，快縮肌纖維才有機會出來幫助持續運動，但也會因為運動模式中的耐力需求，快縮肌會試著模擬慢縮肌纖維的工作型態，因而失

去原本所具有的大力量或高速度的特性。這樣的轉換會讓人體使用大力量的能力逐漸退化，以至於在日常生活中需要使用大力量或高速度的時候身體會感到無法勝任。

再配合前面所提到的，能量系統訓練強度偏低的情況，會使得長期做長距離耐力訓練的人，在面對阻力的時候很快就會感覺力不從心。換句話說，在無阻力的情況下所練出來的體能，只有在無阻力的情況下好用，一旦遇到阻力的時候，原本覺得源源不絕的體力很快就會枯竭。實務上經常見到的一種情況，就是有慢跑習慣的訓練者，在初次接觸肌力訓練的時候，可能會在徒手或輕負荷肌力訓練裡就感覺到氣喘吁吁，體力不堪負荷，這很可能就是「運動偏食」的結果。過度重視長距離耐力，忽視了肌力訓練，就容易產生這樣的情形。

對於這樣的情形，我們的解決方式並不是要求大家做完重量訓練去跑步，或是跑完步接著做重量訓練，這有可能會跳回「訓練不相容性」的陷阱。在更進一步探討之前，我們建議應該要先把「心肺訓練」正名為「能量系統訓練」。畢竟，訓練的目的是為了讓身體有更好的運動能力，而更好的運動能力同時涉及了肌肉的力量，以及支持肌肉反覆用力的能量系統。心肺訓練這個名詞雖然可以清楚的提示這類訓練對心肺功能有顯著的效果，但是也容易讓初次接觸這種概念的訓練者誤以為，心肺訓練是一個獨

立於肌力訓練之外的東西。事實上，所有的動作都是依賴肌肉力量而產生，身體為了支持肌肉持續用力，因此需要源源不絕的能量。肌肉所使用的能量稱為 ATP（Adenosine Triphosphate，三磷酸腺苷），ATP 除了有微量儲存在肌肉中之外，依賴磷化物系統、快速醣解系統和有氧系統等三大能量系統持續供給，三種能量系統都是同時運作，但是在不同運動強度時各自的貢獻會有所不同，因此，我們建議在探討心肺訓練的時候，以「能量系統訓練」的角度為出發點，盡量將不同的強度區以及不同的肌纖維包含在訓練中。

能量系統訓練

從能量系統的角度來出發，我們就會看到，心肺其實只是整個能量系統訓練版圖的一部分，能量系統訓練包含了心肺的效果，但並非僅限於心肺得到效果，不同的運動型態需要不同的肌群或肌纖維參與，能量系統要能夠符合各種不同肌群或肌纖維用力的方式來提供能量。舉例來說，在操場上慢跑利用的是週期性規律腳步，在相對無阻力的情況下持續運動，主要的能量來自於有氧能量系統；而提著行李箱上樓梯，是一個不斷抬升自身體重和體外負重的運動過程，所需要的能量系統部分來自於磷化物系統，部分可能來自於快速醣解系統和有氧系統；而在籃球場上以球會友的時候，每一個起跳、衝刺、抄截，都是需要磷化物系統支持

的爆發力動作，短時間連續多次激烈的跑動會逐漸需要快速醣解系統，而稍微得到喘息片刻可以恢復體力的過程，則依賴了有氧能量系統。這些例子還可以一直舉下去，但讀者大概已經明白：不同的運動型態其實依賴了不同比例的混合能量系統。

因此，我們對於能量系統有以下建議：

尚未接受肌力訓練的中老年人，先花一段時間建立基本的肌力水準，這可能是三個月到半年的肌力訓練過程，在個過程裡，除非有醫師認證的心血管疾病，否則暫時先不要擔心心肺功能，先好好把肌力建立起來。這個階段並不需要擔心心肺功能發生大幅度的退化，因為肌力訓練的過程中，心臟其實經歷了收縮力量的訓練，這雖然與耐力訓練產生的適應機制不同，但是仍然是有益的進步。其次，是肌力訓練的過程中，除去實際壓重量的時間，其他時間充滿了步行、移動、搬動器材和姿勢轉換的過程，這其實符合了維持心肺健康的輕度活動標準，心跳率也通常落在有氧運動的區間，這樣的過程也可以為心肺功能帶來足以維持健康的基本刺激。

當肌力已經有了基本的水準，身體也脫離肌少症的風險之後，便可以開始在訓練中加入針對能量系統的訓練，此時「有阻力」的能量系統訓練就有機會登場了。所謂有阻力的能量系統訓練，

指的是像推雪橇、拉雪橇、各種形式的負重行走、踩風扇腳踏車或是有坡度的間歇跑步訓練等等，這種類型的訓練，可以讓訓練者在進行心肺功能訓練的同時，讓肌肉經歷負重或對抗阻力的挑戰，使心肺功能訓練不會是一個以慢縮肌纖維為主的訓練，快縮肌纖維的能量系統也可以得到鍛鍊的機會，同時身體也會因為負重或阻力的存在，而不會以為保持大的肌肉量在身上是一件浪費的事情。同時，藉著訓練操弄節奏的快慢，也可以在這種類型的訓練裡涵蓋三大能量系統。

拉雪橇

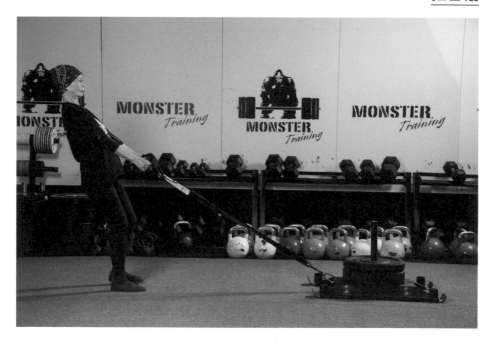

另外一個有阻力的能量系統訓練方法更簡單，就是在強度許可的情況下，藉著調控肌力訓練課表的「組間休息」時間以及肌力訓練的「反覆次數」，來達到刺激能量系統的效果，如此一來，這些訓練既是阻力訓練，也是能量系統訓練。透過各種長短間歇的方式，訓練者可以在肌力訓練的過程中，觸及磷化物系統、快速醣解系統以及有氧系統等所有能量系統，簡單來說，就是盡量涵蓋所有有意義的強度區在肌力訓練裡。值得強調的是，使用這種方法時有一個注意事項，就是不能讓組間休息時間短到影響肌力訓練的品質，換言之，不能為了刺激特定的能量系統而趕時間做下一組，導致下一組舉不起預定該舉起的重量。因此，高強度肌力訓練較適合用來刺激磷化物系統，中低強度的肌力訓練較適合用來刺激快速醣解系統或有氧能量系統，而這必須是已經具有足夠的肌力訓練基礎，才能夠以這樣的方式進行能量系統訓練。

針對長跑者的建議

談到這裡，還是有人會繼續追問，就算肌力訓練配合有阻力的能量系統訓練能夠達到比較好的效果，如果我就是想要跑個痛快、跑個過癮，我就是喜歡跑，不行嗎？當然，這是完全沒問題的，就像對於任何競技運動如球類、技擊、水上運動等等，人人都可以因為興趣而參與，但是，如果是要把這些「運動」當作人生中主要的「訓練」方式，就不能不了解這些「運動」對人體產

生的效果，其實與抗老化訓練並不相同。

　　競技運動是一種興趣、嗜好或甚至是志業，雖然與肌力訓練一樣是針對身體能力的訓練，但是目的未必是製造出最強壯而健康的人體，而是要培養出最有比賽競爭力的體能，而這種競爭力，有些時候難免伴隨著風險。因此，以耐力訓練為目標的中老年人，建議仍然是先建立基本的肌力水準，再進行長距離耐力訓練，且應該要在長距離耐力訓練的過程中，持續進行規律（至少一週一次）的肌力訓練，這樣的目的有二：首先，**肌力訓練有助於提高耐力運動中的動作經濟性，因此可以在相同的心肺功能基礎之上，藉著提升肌力而跑得更快**；其次，是前面提到過的損傷問題，耐力運動會經歷高反覆的動作，是疲勞性損傷的高危險運動，而要避免身體在耐力訓練的過程遭遇損傷，一個很有效的方法就是**先把身體練得「堅固」一點，而肌力訓練正好是可以達到這個目標的最佳手段**。值得一提的是，當耐力運動成為訓練的主要目標的時候，肌力訓練的進展幅度會變得相當緩慢，甚至可能會進入長期的停滯，不過仍然不應因此而荒廢，因為身體仍然需要規律的肌力訓練所提供的維持效果。

　　綜合以上所述，長距離耐力型的訓練雖然是有效的心肺訓練方式，但是考量到它與肌力訓練的不相容性，以及高反覆可能帶來的損傷，因此通常會建議在肌力訓練初學階段應暫停長距離耐

力訓練，當肌力有初步的基礎之後，可以開始加入各種形式的「有阻力」能量系統訓練，而如果真的對長跑有興趣，需要針對長跑進行專項訓練時，也應該持續保持肌力訓練，用肌力訓練當作預防運動傷害的防線。

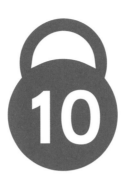

強壯老人

肌力訓練的未來展望

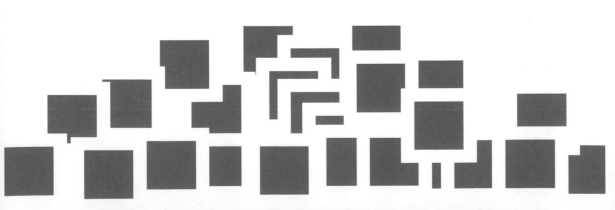

中老年人生活型態的
典範轉移

　　面對高齡化的社會，我們是要享受長壽的幸福，還是面對長年的退化和失能，其實我們是有選擇的。運動科學已經為人類打開了一扇窗，發掘了後天提升身體素質的方法和技術，從肌力下手，讓人體運動能力可以長期保持到老年，這樣的生活方式，一定可以為人類未來的社會帶來重大的改變，而這也就是我在無數場合中說過的「典範轉移」。

　　我們要從一種舊的生活方式，轉換到一種新的生活方式，而新的生活方式裡最關鍵的一件事，就是利用終身訓練的方式，長期保持最佳的肌力及體能狀態。前面的章節用了很多篇幅解釋典範轉移的急迫，也告訴大家虛擲光陰在無法增強人體運動能力的生活型態裡，是多麼可惜的一件事。我們談了許多退化的可怕之處，當作說服每個現代人開始訓練的理由，在最後的這一個章節

裡，我想要換一種論述的方式，用三則隨筆，寫出肌力訓練更深層的幾個意涵。

老化競賽

推動肌力及體能訓練進入一般人的生活世界裡，最常遇到的阻力和藉口就是：「哎呀，我又不是運動員，幹嘛要練那麼重。」「那個你們年輕人練就好，老了要好好養生。」「我從小體育就不好，現在老了散散步就夠了。」每次聽到這樣的話，就覺得現況距離理想狀態好遠好遠，許多觀念真的還要好好溝通，我一直不是很喜歡大聲疾呼，但如果要用兩句話來改變這種態度的話，我想說的是：「你是『老化』這場比賽的選手，而這場比賽的參賽資格是你千辛萬苦爭取到的。」

真的，你已經認真活了大半輩子，做盡了所有趨吉避凶的事情，才安安穩穩的活到面對中老年的生活，這在現代社會雖然不算太難，但也不是什麼輕鬆的事：你要有起碼的衛生觀念，要知道避開各種行船走馬的大小風險，還要辛苦工作換取溫飽。簡單來講，叫任何一位中年以上的長輩描述他的一生，鮮少人會說自己一點都不辛苦就活到現在。所以，能夠活到面臨劇烈的退化，是一種辛苦爭取而來的權利，這句話講起來雖然奇怪，但事實上就是如此。平安到老的人，幻想的是清閒的退休生活，沒有想到

自己剛剛取得另外一場比賽的參賽資格，就是老化。

老化是一個身體的競賽，要贏只能增強體力。我們可以幻想一個場景，一群六十開外的年長者，在重量訓練室裡，用嚴謹的技術一下又一下的舉著槓鈴，每一個動作都對身體輸入特定的刺激，每一次反覆都是長期進步不可或缺的努力，他們是老化這場競賽的超級運動員，每次成功完成課表，等於是一場又一場的過關賽，肌力長期的進步等於是一年又一年的年度排名賽，而這場競賽所有的人都是隊友，只有自己是自己的競爭對手，所要學習的是調控人體力量的所有知識，所要精熟的是符合人體自然動作的重量訓練技術，所要克服的是長期規律訓練的挑戰，所要做到的，就是一步一腳印地往前走，每一次完成課表，就是一次勝利，而獎品就是隨心所欲的人體運動能力。

身體自由

「無論你住在豪宅，還是陋室，你的靈魂，只住在你的身體裡。」

前面花了很多篇幅，談了很多肌力訓練對健康和身體素質的效益，在這裡就不再多講了，老是用危機意識來喚醒人的運動行為，好像拿刀架在人的脖子上勸人一樣。其實我們應該來談一談更重要的事情，就是運動能力與「自由」這件事。

自由對於人的一生來說非常重要，人的一生都在為自由奮鬥，從最基本的人身自由、民主國家彌足珍貴的意見自由和一輩子永不滿足的財富自由，這些自由的大小，直接影響了人一生的成就與幸福。但是，在現代的社會裡，人們經常忘記的一件事情，就是身體的自由。每個人生在世上，得到一副身體，也得到一個靈魂，而靈魂就住在身體裡，在這裡不想涉入哲學層次的辯論，因為我知道有些人對這樣的說法很有意見，這裡單純只是想要說，就算不是為了做什麼事，身體的自由本身，其實就是一個非常重要的自由，而身體能做的事，就是展現自由的方式。

　　人體是非常渴望移動的，即使在靜態的工作環境裡，我們也不斷地動來動去。我們每天都需要至少一小段時間和活動空間來透一透氣，如果少了這樣的機會，人會變得悶悶不樂。長途飛機無論電影再好看，座位再舒適，點心再好吃，幾個小時之後，我們只渴望起來走一走。任何時候如果覺得心情煩悶，動一動馬上就會轉換心境。

　　人體跟這個物理世界的關係，不僅僅是存在，而且還有互動，而人與世界互動的最重要憑藉，就是在空間中移動。一個我們不能觸及的世界，對我們將會少掉一大半的意義，而我們觸及這個世界的方式，就是在空間裡移動。在空間裡移動，需要的是力量，任何再細微的動作都是力量造成的，所以說「力量」是人與環境

互動的最基本要素一點也不為過。

　　對於很多人來說，肌力就跟空氣一樣，只有在稀少的時候才會被注意到，生活在安逸的現代社會的人們，唯有在連日常生活都力有未逮的時候，才會發現力量不足。如果不知道力量是一個可以因訓練而提高的東西的話，人們很容易覺得無可奈何，只好選擇改變生活方式，所以在中老年人的生活裡，肌力直接決定了生活品質和方式。

　　人生大部分的時間，生活品質和生活方式是由「資源」來決定的，金錢是最常見的一種資源形式，所以，有錢的人，有有錢的生活方式，沒錢的人，有沒錢的生活方式，通常差異很大，但未必誰比較滿足。到了老年的時候，資源的影響當然還在，但相形之下，肌力的影響卻越來越大了，日常生活當中的行動坐臥，受到肌力影響的程度越來越明顯，每天早上是輕鬆的翻身下床，然後精力充沛地開啟新的一天，還是千辛萬苦地坐起身子，舉步維艱的走下床，等著迎接一如往常的一身酸痛。這一舉手一投足之間的力量差異，不是其他人可以代勞的，所以也不會是財富可以改變的。

　　有了肌力，才有自我照顧的能力，也才有自由自在的生活。萬貫家財不會在人跌倒的那一刻擋住足以造成骨折的衝擊，但是

肌力訓練可以；位高權重也沒有辦法阻止肌肉流失後的虛弱和無奈，但肌力訓練可以。**肌力訓練像是人生中最值得投資的財富，也是到老最值得炫耀的資產**。

認識自己

很多人對於我們這些玩重量的人，都抱持了不理解的態度，不是假設我們應該都是兇惡的狂暴分子，就是覺得我們一直在反覆做著很無聊的事。殊不知，訓練是一個我們窺見人生風景的歷程，從每次扛起重量，到放下重量，我們彷彿走到另一個世界，那裡有一個難能可貴的機會，讓我們遇見自己。有人可能會說，你就是你，自己怎麼可能沒遇到自己？或者是說，你只有一個，沒有分身怎麼可能會遇到自己？

我們每個人都會對自己有一些看法，在正常的日子裡，有些人覺得自己很勇敢，有些人覺得自己很自律，有些人覺得自己很誠實，有些人覺得自己很強悍，有些人覺得自己很弱小，有些人覺得自己總是害怕挑戰。但是，這些看法，如果沒有經過考驗，絕大多數是錯的，或至少是被誇大或縮小的。什麼樣的情境可以測試一下自己到底是什麼料做的呢？方法當然不只一個，對人生重大挑戰的反應，對自己心性的反省，他人中肯的建言，當然都可以讓我們越來越認識自己，但有一種超級有效的作法，就是「自

主地去經歷一件困難的事情」，而重量訓練剛好符合這樣的條件。

　　從起心動念到真正試著把重量舉起，那是一連串做決定的過程，我怎樣決定要去做一件偉大的事情，我怎樣去構想這件偉大的事情，我怎樣跨出第一步去著手做這件偉大的事情，我怎樣幻想最後的劇情，然後，當雙手接觸到槓鈴的那一刻，一切天馬行空的想法，全部變成現實的挑戰。槓鈴最誠實，絕對不會因為你的期待而改變，隨著一組又一組、一次又一次的動作進行，你遭遇越來越重的重量，這時候，人性的考驗即刻開始。

　　你是不是一個勇敢的人，你是否願意挑戰有挑戰性的事情；你是否有足夠的自律，不要貪心挑戰不合理的目標；你是否夠誠實，知道自己剛剛的動作有沒有偷斤減兩；你是否夠強悍，即使遭遇挫折和失望，也不會逃避下一次挑戰。這一大堆翻湧的思潮，全部都在幾個動作的三組五下之間結束，放下重量的那一刻，你又為自己的人生上了一課。

　　這樣的經驗對人生是很重要的，在萬象紛呈的世界裡，我們經常會從外在的事物去定義自己，頭銜、身分、地位等，但這也是人們經常迷失自我的開始。而一趟力量的旅程，是人生中極少數可以重新看見自己的時刻，就好像一面鏡子，只是重量照出的不是面容，而是面對人生挑戰時的真實性情。

身體的自由，給了人們享樂的體力，同時也給了人們
認識自我的機會，有重量的世界，是更美好的世界。

綠蠹魚 YLP40

抗老化，你需要大重量訓練

怪獸訓練總教練何立安以科學化的訓練，
幫助你提升肌力、骨質、神經系統，逆轉老化

- 作　　者　何立安
- 攝　　影　王文彥
- 封面設計　萬勝安
- 內頁排版　A.J.
- 行銷企畫　沈嘉悅
- 副總編輯　鄭雪如

- 發 行 人　王榮文
- 出版發行　遠流出版事業股份有限公司
　　　　　　104005 臺北市中山北路一段 11 號 13 樓
　　　　　　電話／ (02) 2571-0297
　　　　　　傳真／ (02) 2571-0197
　　　　　　郵撥 0189456-1

著作權顧問　蕭雄淋律師

2020 年 6 月 1 日 初版一刷
2021 年 9 月 9 日 初版九刷
售價新台幣 450 元（如有缺頁或破損，請寄回更換）

ISBN 978-957-32-8776-6

遠流博識網 www.ylib.com　E-mail: ylib@ylib.com
遠流粉絲團 www.facebook.com/ylibfans

抗老化,你需要大重量訓練:怪獸訓練總教練何立安以科學化的訓練,幫助你提升肌力、骨質、
　神經系統,逆轉老化 / 何立安著 .-- 初版 .-- 臺北市 : 遠流, 2020.06 /
　　　　320 面 ; 23*17 公分 .-- (綠蠹魚 ; YLP40)
　　ISBN 978-957-32-8776-6(平裝)　　　　1.運動健康 2.體能訓練 3.老化

411.7　　　　　　　　　　　　　　　　　　　　　　　　　　　109005922

MONSTER
Training
怪獸訓練

MONSTER
Training
怪獸訓練